The Unique World

方 寸

方寸之间　别有天地

致所有给我们带来灵感的动物
你们教给我们的
将伴随我们一生

Die
Heilkraft
der Tiere

动物如何疗愈人类

驴子医生
和它的朋友
们

乐竞文——译

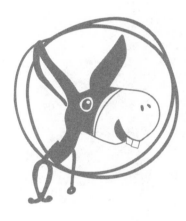

〔德〕雷纳·沃尔法斯
Rainer Wohlfarth

〔德〕贝蒂娜·穆茨勒
Bettina Mutschler

著

社会科学文献出版社
SOCIAL SCIENCES ACADEMIC PRESS (CHINA)

Original title:Die Heilkraft der Tiere.Wie der Kontakt mit Tieren uns
gesund macht.

by Dr.Rainer Wohlfarth and Bettina Mutschler

a division of Penguin Random House Verlagsgruppe

GmbH,München,Germany

"它基金"曾做过疗愈犬项目，那些被训练过的温和活泼的狗子，在养老院给无精打采的老人带来了极大的快乐，就像小孙辈来访一般带来欢声笑语，走时令老人依依不舍。而在自闭症儿童中心，我目睹了那些不与人沟通的孩子，却能与狗子交流顺畅；长年紧握双拳从不让任何人触碰手心的孩子，松开双手让狗从他的掌心上舔食狗粮，令老师吃惊又惊喜！

　　这些我曾看到的现象，在这本书里都有了科学的解释。

　　"动物超越了社会规范和价值观，它们的感情传达了一种无条件接纳的感觉，而这种接纳是健康情感发展的基础。通过对动物无条件的关注，孩子们感受到有一个生物对自己很好，就会接受自己原本的样子。这与评判、批评和想要改变他们的父母、老师和朋友们完全不同。……体验被需要、被喜欢和被接纳会对人们的自我价值感产生持久的影响。通过这种方式，孩子们会感到自己被赋予了力量，并对自己的能力和才能产生了信心。"真希望那些认为有孩子就必须遗弃家里的猫狗，或者永远认为有动物做伴会耽误孩子学习的家长能理解这一切。其实"无条件接纳"岂止对孩子有意义，对成年人意义更大。

　　驴能疗愈人我倒是第一次知道，同时还知道了驴是不会被胡萝卜引诱的，踢它打它也不能改变它，它只按自己内心的节奏行事。驴真是我们学习的榜样！

一本专业书能写得这么有趣，可见万物生灵之"灵"，它是活的，是通的。

——**张越** 北京爱它动物保护公益基金会理事、主持人

目 录

略有不同的前言

20世纪80年代雷纳在大学读心理学的时候，人们对动物的兴趣还只是把它们作为实验对象。他从动物实验中了解到人类的学习模式及精神类疾病是如何发展的。那时的他对人与动物之间的关系，以及这种关系如何影响人类的进化、思维、情感与心理平衡，几乎一无所知。

几年前，在一个阳光明媚的下午，我们一边喝着咖啡，一边畅想闲聊如何让我们的"小绵羊"贵宾犬艾拉做点有用的事情：送卫生纸，从洗衣机里拿出洗过的衣物，拿报纸，递电话……这些奇怪的想法很快就让我们笑得眼泪直流。我们其实很清楚，我们需要些别的东西。但是，我们一开始并没能具体找出对我们来说真正有意义的事情。

几个星期后，我们被邀请参加一个好朋友的生日派对。不过，那里没有欢快的歌曲和派对的气氛，而是一片沉默——两天前，这位朋友被他的妻子赶出了门。他现在垂头丧气地坐着，眼睛低垂，神情悲伤，谈话有一句没一句，生日蛋糕也无法引起他的兴趣。但突然间，他的目光亮了起来，脸上闪过一丝笑容——这突然的转变是因为艾拉。艾拉正把头放在他的膝盖上，他轻轻地抚摸着它。这是我们以前从未见过的。在和人接触这方面，艾拉是一只非常拘谨的狗，即使是和最亲近的人，它也很少会表现得非常亲热。现在，它却在这样做。它似乎是凭着直觉在做一件对我们的朋友来说有意义和重要的事情：被他抱在怀里，给他带来慰藉。那时，我们对"生物自卫本能"、"催产素"和"你-明显性"（Du-Evidenz）① 还一无所知。我们只看到艾拉自发地做了正确的事——就在那一刻，我们陡然明白了什么是我们和艾拉能做的有意义的事情。

我们的好奇心和探索欲瞬间被艾拉的举动激发。好奇心是人类最重要的品质。我们想了解更多关于狗与人类之间的联系，对相关知识的渴望很快就变得无法满足。因此，越来越多学识渊博和有相关背景的人被邀请来我家的客厅，人们对动物辅助干预的世界有了越来越多的了解。很快就有一小群感兴趣的人和我们一起开始了对这个新世界的深入探索。然后，发生了一件所有人都万万没想到的事：我们的电话很

---

① 心理学中的"你-明显性"是一个不太常见的术语，它指的是在人际交往中对他人的个性、特点或存在进行认识和感知的深度。这个概念强调了在社交互动中，我们如何感知并理解他人作为独特个体的特质。简而言之，"你-明显性"涉及对他人独特性的认识和尊重。这一概念在中文中并没有确切的对应术语，不过考虑到其含义，可以使用"个体特性认知"、"他者独特性感知"或"个人特质感知"等接近的中文表达。这些虽然不是标准术语，但可以在一定程度上传达"你-明显性"这一概念的核心含义。——译者注

快就开始几乎不停地响起，很多完全不认识的人都渴望参加我们的"客厅培训"，我家的小公寓很快就无法应付这些涌来的人流了。弗赖堡动物辅助治疗研究所就这样成立了，并且很快就扩大了训练场地，设立了一个小型研讨会中心。

· · ·

随着时间的推移，我们积累了自己的经验。我们两人中，贝蒂娜每天与狗打交道，近几年来还与驴打交道，雷纳则对人与动物关系的科学基础更感兴趣。在多年来的工作中，我们摸索和积累了大量关于如何在治疗和指导中使用动物的经验，建立了很多令人振奋且相得益彰的联系。这类似于治疗师和动物之间的密切合作，对来访者有明显的附加价值，因为他从人类治疗师和动物协同治疗师那里得到了最好的东西。科学和直觉在这里相遇和碰撞。

· · ·

要让动物成为协同治疗师并符合伦理，人与动物应该建立怎样的关系呢？

这个问题已经成为我们人生中最核心的主题。

大家都知道海豚辅助治疗，但很少有人知道狗、马或驴也能做类似的事情，而且与海豚相比，它们更容易被饲养。人们不需要专门的知识就能检验和衡量这种疗法的潜力。我们只需要看到，孩子们把他们所有的关注和关心都交给他们的宠物，或者在关心宠物时学会为别人承担责任。现在人们普遍认为，与动物建立关系不仅带来快乐，对健康也有所帮助。动物似乎在凭直觉对我们产生积极的影响。科学研究也渐渐开始对人类与动物关系中这种迷人的相互作用进行剖析。对此存在两种对立的奇怪态度：一方面，许多人认为动物治疗产生的效果是深晦的无稽之谈；另一方面，许多有"灵性"的人认为，动物拥有特殊的第七感。对于这两种态度我们都不认同。动物对人类的积极影响可以很好地用科学术语描述，动物也不需要第七感。它们通过在漫长的共同进化过程中发展起来的神经系统、生理和激素系统对我们产生影响。

· · ·

一天，一封不同寻常的电子邮件进入我们的邮箱。在黑森林北部，更确切地说，在萨斯巴赫瓦尔登（Sasbachwalden）的空气疗养胜地附近，将建立一个全新种类的动物园，其中会有一个动物辅助治疗中心并开设相应课程。他们问我们是否有兴趣在那里工作？回答当然是肯定的！

我们相信自己的直觉，辞掉工作并搬到了萨斯巴赫瓦尔登。自 2014 年起，我们一直在那里努力地实现设立课程与治疗中心的梦想。前路崎岖，甚至布满荆棘，但是我们不会放弃。

· · ·

艾拉在搬到萨斯巴赫瓦尔登的大花园后留下了最后的精彩，于 2015 年在那里安然长眠。现在，廷巴在我们的生活中嬉戏，这是一只快乐的巴贝特母犬，热爱人类，极大地丰富了我们的治疗工作。廷巴能敏锐地感受到我们的来访者何时需要抚摸或何时需要另一个话题。但廷巴也不是全能的，所以近一段时间以来，帕科、里奥、萨穆和佩佩——四头驴也加入了我们的团队。通过驴子们，我们的病人能够发现人类有时缺乏的某些品性。我们的驴会小心翼翼地把前蹄放在后蹄前面。如果驴子们感觉地面奇怪，就会停下来站在那里思考——无论多长时间，驴子们总是会自己找到解决办法。驴不会盲目地跟随人，每头驴会自己决定走哪条路。如果它们非常担忧，经验就会提出警告，使它们选择另一条路。我们的课程学员还了解到，驴子不会盲目地逃跑，不会从众乱跑，不会取悦别人，更不会被胡萝卜引诱。驴子完全不会因为被拉、被推甚至被打而行动。相反，驴子们完全依靠自身健康的心智和良好的经验判断能力决定该如何做。人们从驴子的经验中发现自我，这是有疗愈作用的。我们也不会忘记莉莉，在西班牙度假时这只无家可归的小猫住进我们的房子里，怎么劝说也不肯离开。于是，我们就带她回德国当学徒了。

到目前为止，动物的有益作用还有太多不为人们所知，而动物辅助治疗——如果不是关于海豚的话——也几乎是人们闻所未闻的。许多害群之马——我们这样说其实对大多数的马不太公平——在这个市场中游荡。他们承诺治愈在其他地方无法被治愈的人，而最令我们感觉糟糕的是，这样做时动物的情况很少被关注。

因此，我们决定撰写本书，这本书远远超出了对人与动物关系的简单评价。我们想诠释人和动物能够亲近的原因，以及为什么这种亲近对人类具有疗愈效果。同时，本书也将反复探索，在动物完成这项任务时，人类需要做什么。您手中的这本书详细论述了动物与人类健康之间的关系。它展示了人们可以做哪些事情来感受动物的疗愈力量。因此，本书中包含了科学知识，描述了与动物打交道的日常经验，并试图用通俗易懂的语言诠释一些只有通过直觉才能理解的东西。本书还提供了一些日常工作实践中的具体案例、动物有益于人类的故事，还有那些同样在这条道路上探索前行的同事们的讲述。

第1章首先概述了人与动物关系的历史，以及动物疗愈的起源。

第2章更深入地研究了宠物对儿童成长的巨大影响，以及动物的存在如何促进儿童成长。

第3章探讨了宠物如何支持人类健康，以及为什么宠物有时比药物更有效。

第4章专门讨论了宠物中的一个特例——辅助犬。辅助犬是经过专门训练的犬类，通常在日常生活中支持慢性病患者。

第5章的主题是动物可以担任协同治疗师，讲述了为什么动物在治疗工作中可以是极其有效的陪伴者，同时探讨了

宠物在哪些疾病的治疗中是特别好的协同治疗师，以及有哪些科学证据可以证明这一点。

第6章阐明了为什么海豚不是救命稻草，为什么它们属于浩瀚的海洋。

第7章着重描写与农场动物的相遇，并探讨了为什么牛、驴、山羊或绵羊对人类具有疗愈效果。

第8章中详细说明了良好的动物辅助治疗的先决条件，并展示了在治疗中使用动物所需要的条件，更准确地说，是如何让动物符合伦理地参与治疗。

本书中的大部分案例故事都是我们的亲身经历，有些是培训课程参与者的讲述，有些是研究过程中来访者的讲述。出于保护隐私的原因，所有故事中参与者的姓名、年龄和职业都已更改。

. . .

对我们来说，很明显，动物就像清洁的空气或健康的食物一样对健康的生活非常重要。因为，与动物共生是人类世代相传的体验。每一次与动物的真实邂逅都会触动我们的灵魂，并留下一条永远不会完全消失的印痕。由此，我们就可以建立一个稳定的基础，支持和丰富我们的生活，在许多情况下，这已经被证明对我们是有益的。

至此，让我们踏上探索的旅途。

01
开端：一点历史

　　有件事最好在本书的开头进行说明：多年以来，我们一直在研究人类和动物之间的关系。在我们的日常工作中，以及在与同事、来访者和朋友的多次交流中，我们借鉴了这些背景知识中许多有趣的方面，这些方面对大多数与我们交流过的伙伴来说已经不是什么新鲜事了。

　　然而，在写作这本书时，我们不能也不想简单地假定人们已经掌握了这些背景知识。因此，在第一章中，我们将花时间从人类祖先与各种动物之间关系的漫长历史中总结出最重要的事实。没有对这些事实的了解，我们就无法具备对动物疗愈力量奥秘的洞察力，或者更确切地说，很难理解这一切。

　　如果你已经研究过这方面的课题，也请不要简单地跳过这一章。也许你会发现一些以前所不了解的内容。

动物与人类的相遇

几千年来，人类与许多不同的动物建立了密切的关系。首先，这并不是一个特别新的发现。我们想把一只动物——不仅仅是一只狗——作为忠实的朋友和知己带在身边的想法已经有数千年历史了。这些联系似乎一直以神秘的方式和方法，对人类产生着某些特殊的影响。那么，让我们一起来探索这一独特关系的起源吧。

这种关系的开端始于史前和早期历史阶段。但可以肯定的是，对这种关系的好奇和热情以及与之相关的无法磨灭的感受，成为人类内心体验的一个关键部分，并最终成为我们人性的一个关键部分。人类与动物的亲近程度影响了人类的进化，而这种影响直到今天人们才刚刚开始有所理解。动物和人类之间的深厚关系基于这样一个事实：尽管彼此存在差异，但我们的感受相似，思维相似，表达自己的方式也相似。

相同的起源

正如分子生物学所表明的那样，所有植物、动物甚至人类都是单细胞生物的后代。这种单细胞生物生活在大约 38 亿年前，名字是 LUCA（卢卡）——这是 Last Universal Common Ancestor 的缩写，即所有生物的终极共同祖先。今天存在的所有细菌、真菌、植物、动物（包括人类）都可能是从卢卡发展而来的。[1] 今天活着的每个人的祖先都可以追溯到这些原始的史前生物，至少理论上是这样。我们之所以知道这一点，是因为170多年前，进化生物学家查尔斯·达尔文扩展了我们对所有生命的共同起源、流变和影响的认识。

然而，与细菌、真菌和植物不同的是，动物分支已经发展出一种神经系统，可以产生复杂的感官知觉（包括愉悦感和疼痛感等），并且从一定的发展阶段开始，还可以产生恐惧、喜悦、悲伤、厌恶、愤怒等感受。这些基本情感是在大约6亿至4亿年前的脊椎动物进化过程中出现的。

这些共同的基本感受是我们对所有生命产生根深蒂固的迷恋的原因，这在史前原始洞窟壁画中尤其明显。法国南部的肖韦（Chauvet）洞窟被专家称为"史前的西斯廷教堂"：500米长的洞窟壁上，有400多幅关于动物的画作，画着野马、水牛、犀牛、狮子和猛犸象。人们通过完美的绘画技巧将这些动物描绘得惟妙惟肖。法国另一处大型洞窟拉斯科（Lascaux）的壁画上描绘了马、鹿、野牛、猫、披毛犀、鸟和跳跃的牛。旁边还有一个躺着的简笔人物——这是拉斯科洞窟中唯一的人类形象——长着一个鸟头，有一个勃起的男性生殖器，他的面前是一头内脏悬在外面的野牛，旁边有一只栖息在树枝上的鸟。在西班牙阿尔塔米拉（Altamira）洞窟一幅异常写实的岩画中，去世已久的无名艺术家甚至表现出对动物的同情：一幅动人的小画描绘了一只受伤的野牛瘫倒在地上。

在这些"原始"图画中，通常不会细画单个动物。根据目前最新的研究，这些生物被以象征性的手法描绘出来，通常代表大自然的特殊力量。在石器时代的艺术作品中，动物世界显然占据了主导地位。令人惊讶的是，我们的早期祖先对典礼、凯旋或仪式等人际事务兴趣不大，甚至连对植物或风景的描绘都很难找到，早期的艺术家显然没有关注它们。但即使按照今天的标准，他们也可以说是能够以令人惊叹的写实主义来描绘动物：生动、充满活力、危险且丰富多彩。这些洞窟壁画表达了我们与自然最深刻、最原始的联结。

这并不奇怪，早在我们的史前祖先进化成今天的人类之前，人类和动物就已经是命运共同体。第一批早期人类只能与动物一起生存，而一些动物，作为所谓的文化追随者，学会了珍惜与人类的亲近性，并借此为自己谋取利益。

动物是人类文化的助推引擎

在人类与动物关系的起源之旅中，我们认识到，从人类文明的开始到今天，只是人类进化史上的一小步。从今天到5000年前第一座城市诞生所经过的时间，仅略长于人类和动物在稀树草原、干草原和苔原上共同生活的总时间的百万分之一。这相当于1公里中1厘米到2厘米的小得离谱的长度。

很明显，与动物的密切关系对于人类祖先的生存是必要的。甚至可以更进一步说，如果没有动物伙伴，智人可能永远不会走到这一步。如果我们的狗、猫、马、羊和鹿的祖先不存在，人类可能就无法发展出文明，甚至无法发展出更高的智慧。正是与周围动物共生，才使我们成为人类。动物促使人类的祖先去做一些他们的进化程度尚未达到的事情：制作工具，拥有同理心，发展语言和文化。

这个听起来很尖锐的观点在科学界是无可争议的。大约260万年前，早期人类在现在的埃塞俄比亚学会了制造第一批石器，并用它们来捕猎野生动物。但更重要的是，通过与动物的密切接触，人类学会了观察食肉动物和被捕食的动物的习性，并预测它们的行为。正是这种人类的特殊能力，即基础的同理心，使我们的祖先在狩猎时比食物竞争对手领先了一小步，却是决定性的一步。

这一切成就了人类发展的重大飞跃。宾夕法尼亚州立大学的人类学教授帕特·希普曼（Pat Shipman）提出，如果早期人类是素食者，就不可能取得如此大的成就。[2] 因为猎物肉中的营养物质促进了我们大脑的发育。食肉者体内的脂肪储存能够持续足够长的时间，使其可以利用两餐之间极其重要的资源：时间。他们显然知道如何使用这些时间。生产更好的工具，开发更多的食物来源，学习，建立人际关系，思考其他生物的想法……一些研究人员现在甚至确信，宗教也一定起源于这时。人类和动物之间的联系远远超出了肉、皮毛、奶和陪伴等概念。

新石器时代革命

在世界各地，人与动物共同生活。乍一看，从进化的角度来说，这没有多大的意义，甚至常常是不利的。很少有哺乳动物会照顾另一个物种。或者，你见过獾照顾兔子或狮子照顾长颈鹿宝宝吗？关怀需要力量和精力，而这是以牺牲自己的后代为代价的。希普曼说，这些好处只有在深入审视时才会显现出来。她还说，与动物的密切关系帮助人类进化取得进一步的重大飞跃。当人类成功地使动物变得温顺和听话时，就抵达了一个决定性的重要里程碑。这一发展步骤被科学界称为"新石器时代革命"，人类最成功的时代开始了。这一成功最终建立在将动物驯服、驯化、繁殖和饲养在自己家附近上。然而，驯化动物，即让它们成为家畜，很可能不是一个单方面的过程。例如，狼在大约 3 万年前就与我们的祖先建立了联系。

古人类学的一大谜团是：早期人类到底是从什么时候开始说话的？诚然，这个问题的答案更多地来源于猜测，但我们有充分的理由认为，动物对我们语言的发展也产生了重大影响。帕特·希普曼确信，我们史前祖先的对话是关于动物的。动物很难被理解，是危险且令人兴奋的。为了能够交流，我们的祖先必须进一步发展类人猿之间简单的信号语言。实际上，是动物"要求"史前人类谈论它们。在语言出现后，从进化的角度来看，狗、猫、马的驯化只是一个小小的飞跃。

驯化的前提假设是早期人类已经逐渐学会理解动物的表达、兴趣、感情和感觉，这使他们能够理解某些事件对动物的意义及动物的意图。任何曾经与野生动物打交道的人都知道，能够共情他者和用不同的眼睛看世界对于生存有多么重要。所以，如果你有一些同理心，这可能不会成为一个缺点。

根据考古发现，这种能力大概在 5 万年至 1 万年前就已经出现了。古代研究人员从早期人类的坟墓中推断出，这些早期人类在没有他人帮助的情况下是无法生存的。[3] 这种新的思维技能不仅使我们的祖先越来越好地了解动物，更重要的是，可以预测动物的行为，甚至将其引导到期望的方向。现今，了解他人的想法并预测他们会做什么，被认为是人类发展史上最重要的驱动力。可以猜到猎物会去哪个方向，并且知道如何吸引它们，是一个决定性的优势。想象一下，一个早期人类碰巧观察到一只鹿津津有味地吃着一些树根，并且能够理解鹿的想法。那么，他只要用几根这样的树根，就可以轻而易举地将那只鹿引诱到某个特定的地方。可以假定，人类变得聪明不仅因为能够直立行走或使用工具，还因为拥有同理心和洞察其他生物期望的能力。[4]

许多动物也利用了人类的存在带来的优势。它们是文明的追随者，即所谓的 Kommensalen，意为"餐桌伙伴"。这意味着，动物利用人类创造的栖息地可以更容易地获取食物。要做到这一点，动物必须学习一些至关重要的东西，即解读一个手势或声音的情感含义，并做出相应的行为。这是它们评估人类是否危险的唯一方法。人类和动物互相学习、互相影响。

025

情感上的联结

我们永远无法确切地知道人类的祖先是何时开始将动物

视为狩猎助手、看家者、交通工具或食物的，也不知道他们是何时开始与动物建立个人关系的。更有可能的是，某些物种几千年来同时具有实用价值和情感意义。

英国著名动物人类学家、研究人与动物关系的科学家约翰·布拉德肖（John Bradshaw）报告了神奇的阿瓦瓜哈人（Awa Guaja）的存在。[5] 至今，他们仍然作为狩猎采集民族生活在巴西东北部的马拉尼昂州。阿瓦瓜哈人有意识地将自己与文明隔离开来，这使我们能够更好地了解史前生活。在阿瓦瓜哈人中，男人们猎杀猴子。如果他们杀死了小猴子的母亲，就会把小猴子从野外带到村庄。然后，由女性用母乳喂养小猴子，或用预先咀嚼过的食物喂养它们，最后喂给它们水果和坚果。虽然野生猴子是一种很受欢迎的风味特产，但家养的猴子却从不被吃掉。相反，它们的地位与村里的孩子相似。男孩们和它们一起玩耍，人们还鼓励年长的女孩照顾它们。阿瓦瓜哈人对待被猎杀的猴子和他们的宠物猴有很大的不同。

我们的史前祖先可能也是如此。实用性和情感联系同时存在，根据文化背景、对特定物种以及动物个体的偏好而有具体的不同。那时的情况一定是这样——与今天没有什么不同——自己的动物是最好的、最友善的，而且通常是最伟大的。很难想象史前社区在喂养和照顾小动物时没有建立深厚的情感联系。这种行为可能有精神上的根源：照顾后代可以使我们与已故母亲的灵魂和解。根据生物学家库尔特·科特夏尔（Kurt Kotrschal）的说法，灵性很可能是人类与所有动

026

物关系的根源，也是我们作为人类存在的根源。

在非常古老的文化中，有一种特殊的早期宗教形式：万物有灵论。动物被认为是神圣的，是有灵魂的个体。治疗师和巫师为了能够完成他们的使命，会接受动物的灵魂。一旦巫师将自己变成被选定的动物，他们就可以像动物一样移动，通过它们的眼睛看世界，并把灵魂从自己的身体中释放出来。这使他们能够预测未来，成为狩猎的向导。由于能够进入动物世界，祭司和巫师也能够净化心灵、精神和身体。

例如，玛雅人相信，每个人都有一个动物守护神，这个动物与一个人的联系是如此紧密，以至于死亡或受伤总是会给双方都带来影响。只有吸收了更强大动物灵魂的萨满才能治愈疾病。

近年来的遗传学研究表明，人类和狗之间的共同进化一定始于 4 万至 3 万年前。有很多证据表明，狗从被驯化之初就是人类最好的朋友，并被当作最好的朋友一样对待。

根据 2018 年《考古科学杂志》(*Journal of Archaeological Science*) 发表的一项研究，早在 1.4 万年前，史前人类就可能在一只生病的小狗死亡前照顾它数周。[6] 因此，可以假设，旧石器时代的人类已经不再仅仅因为实用价值而照顾他们的狗。他们已经与动物建立了牢固的情感联系。在那时，狗已经被视为宠物并享受了宠物般的待遇——饲养狗是为了娱乐而不是出于需要。一只狗在生病期间对他的主人毫无用处，但它依然会得到照顾，这表明人们这样做是出于同情心或同理心。换句话说，他们有情感上的联结。

在欧洲甚至还发现了这一时期的坟墓，人类和他们的狗埋葬在一起。我们可能永远也无法知道，这么做是为了让狗在通往另一个世界的旅途中充当死者的保护者，还是作为忠诚的同伴被放置在坟墓中。然而，许多坟墓中人类和狗骨骼的位置表明了他们之间深厚而亲密的关系。在约旦河上游的一座坟墓中，一位死者的手被小心地放在一只小狗的肩膀上——象征着温暖的拥抱。

对世界上最深的淡水湖——西伯利亚贝加尔湖湖底的发掘也指向了这个方向。8000 年到 5000 年前，狗被小心地埋在人的旁边，通常带有装饰项圈或者附带勺子、杯子等其他物品——这证明人们认为狗的灵魂在死后继续存在。在一座坟墓中，甚至还发现了一名男子和他的两只狗，一边一只。化学分析还表明，贝加尔湖的人和狗共享食物。

很久以后，大约公元前 700 年，在荷马史诗《奥德赛》中，奥德修斯的狗阿尔戈斯在与主人分离 20 年后首先认出了它的主人。尽管它的主人看起来是一个衣衫褴褛的乞丐，但两者之间的紧密联结却从未中断——这让奥德修斯流下了眼泪。因此，很早就有证据表明，人们一直都像我们今天一样爱护他们的狗并照顾着它们。

狗的疗愈作用最早在埃及和印度显现出来。公元前 3000 年前后的艺术品证明了人们将狗视为未知力量、未知能量或无法解释的现象。狗应该作为伙伴陪人们进入阴间，并保护死者纯洁的灵魂与那些想要在死后控制他们的灵魂做斗争。印度的帕西人将狗放在临终的人面前，以便死者的眼睛可以在临终的那一刻看到动物纯洁的眼睛。在古希腊，人们认为狗能够吸收疾病。因此，狗被放在病人床上，以使疾病通过身体接触传给它。

与狗不同的是，人们对于人类和猫的共同历史知之甚少。例如，来自中国的发现表明，猫已经与人类共同生活了很长时间。在对新石器时代的部落居住地进行挖掘时，考古学家发现了两只猫的遗骸，它们显然早在大约 7000 年前就与人类和平相处了。一个有趣的事实是，这一发现来自定居的农业社会，这表明当人们定居一个地方，开始大量耕种和储存谷物时，人类和猫才变得更加亲密。人们可能迫切需要猫来驱赶老鼠。

在古埃及，猫象征着长寿、幸福和健康。早期的神灵具有类似猫的特征或受到猫的保护。巴斯特（Bastet）是猫女神，她是太阳神拉（Ra）的女儿，被尊为生育女神，她通常被描绘成半人半猫。在日耳曼部落和中世纪早期，猫也是生育力的象征，很受尊敬。然而到了 13 世纪，潮流突然转变，猫被与黑暗力量联系在一起。人们相信猫会传播瘟疫，认为异端的行为与猫的行为相似。猫像女巫一样被绞死、钉在十字架上或烧死在火刑柱上——在中欧，它们几乎灭绝了。

马究竟是什么时候成为人类忠实的朋友的？这种友谊可能开始于 10 万多年前，但直到大约 5500 年前，第一批马才

在欧亚大草原上被驯化。人类很快就决定让这些容易受惊和逃跑的动物成为他们在战斗和战争中的帮手。智人与家养马匹之间的契约为这些四足动物提供了其他的工作：田野工、运

输工、肉类甚至乳品供应者。渐渐地，马被专门培育，它们发挥了对人类更有用的特性，并且开始了它们作为骑乘动物的辉煌。公元前 1000 年，斯基泰人在欧亚大草原上过着游牧生活，他们的统治者甚至在自己的坟墓里埋葬华丽的种马。正如人们今天所说，斯基泰人是非常出色的骑手，是真正的"马背上的人"。

马也与希腊神话中的诸神有着密切的联系。半人马被认为是狂野、鲁莽、好战、残忍的家伙。它们成为射手座的代表符号。还有一位神秘的四足朋友飞马，有翅膀的马，也起源于希腊神话，是不朽的象征。在印欧人中，马是最有价值的祭祀动物，它的头被认为是神圣的。当马的头颅被挂在或钉在树上时，据说能够预言未来。后来，人们把用木头制成的交叉马头固定在屋顶山墙上，据说这样可以抵御暴风雨、雷击或袭击等灾难，也可以驱邪。如今，这一受保护的标志仍然是一家知名银行的标志。

被控有罪

至几个世纪前，动物几乎已出现在人类生活的各个角落。例如，在中世纪，狗和猪被证明是最有效的垃圾吞噬者——这件事给人称胖子的法国国王路易六世带来了一些痛苦。1131 年，当他的儿子骑马穿过巴黎时，马被一只正在吃垃圾的猪惊吓。那个年轻人摔了下来，摔断了脖子。悲痛之余，路易六世决定不再允许狗和猪处理垃圾。结果造成垃圾堆积如山，瘟疫蔓延。

如果我们仔细观察，人类文化和思想的整个发展都与动物有着紧密的联系，人类几乎只可能发展出非常人性化的动物观念。这使得动物在中世纪甚至成为法律界的成员，既可以作为证人出庭，也可以作为犯罪者被定罪。所以，那时候总是有针对动物的引人注目的法庭案件。1386年在法国进行的一次审判中，最终，一名刽子手将一头猪放在绞刑架上，因为这头猪咬死了一名3个月大的婴儿。该审判被称为"法莱斯审判"。法国西部小村庄教堂里的一幅壁画描绘了这头猪被处决前不久的场景——这头猪穿着外套和裤子，绳子已经套在它的脖子上。

这种"审判动物"事件的发生是对迷信、旧约诫命和"以眼还眼，以牙还牙"的时代哲学混杂的最佳诠释。哲学家贾斯汀·史密斯（Justin Smith）解释说，如果发生不公正的事，就必须予以纠正，"以便使宇宙再次平衡"。动物的死亡抹去了"犯罪的污点"。那时，动物和人类之间还没有如此严格的界限，赋予动物灵魂是完全可以接受的，而拥有灵魂者也被认为是有自主行为意识的。

对动物的心灵感受

虽然中世纪早期有关动物治愈作用的逸事记载不多——大多只是一些格言、俚语之类的，但我们可以推测，当时一些有先见之明的人已经认识到人与动物的关系对我们健康的重要性。

"动物让心灵感到愉悦",这是瓦尔特·冯·德·沃格尔韦德(Walter von der Vogelweide)早已知晓的。自然疗法学家希尔德加德·冯·宾根(Hildegard von Bingen)早在 12 世纪就提到了"viriditas",这是她从拉丁语"绿色"一词衍生出来的一个新词,可以翻译为"绿色力量"。她把这理解为人类可以利用的一种自然力量。如果一个人知道如何使用这种力量,就可以使它在疗愈身体及精神中发挥作用。希尔德加德·冯·宾根认为,我们与自然的关系帮助我们认识到这种力量。这位自然疗法的始祖不仅观察到了自然本身的积极影响,而且特别观察到了动物对我们人类的影响。如果是在今天,她一定会这么说:"给那个人一条狗,他就会康复的。"

自然疗法

在 13 世纪,也就是希尔德加德之后大约 200 年,出现了第一批书面记录,证明了动物对人类有着积极的影响。在位于今天比利时的佛兰德斯地区安特卫普附近的小镇盖尔,精神病患者主要从农民那里获得庇护,这种庇护部分是出于基督教的仁慈,部分是为了报酬——这是一种互惠的关系。病人的家庭不再担心亲人,农民也可以在家务、田间工作和照顾牲畜等事情上得到免费的帮助。由此发展出了一种针对精神病患者的非常特殊的护理形式,被称为"家庭疗法"或"自然疗法"。

如今，我们将其称为福利农场或用新德国式的词语"社会农业"（social farming）对其进行描述。患者融入农村生活，与动物接触尤其对他们有着显著的治疗效果。这一点由菲利普·皮内尔（Phillipe Pinel）的一句话印证，他是萨尔佩特里埃尔（Salpetrière）——著名的巴黎精神病学诊所的一名医生。他认为，盖尔的农民比所有医生都更有能力，因为他们已经认识到未来心理疾病患者治疗的方式应该是什么样子。

最后一片大自然

几千年来，人们都是出于实用目的饲养动物。狗可以作为猎人和牧羊人的帮手，也可以用铁链拴着看守房子以赚取食物。猫可以捕鼠，兔子是肉类的提供者。另外，为了好玩而饲养动物这个浪漫的想法，可以追溯到 18 世纪末。皇室和贵族家里一直都有饲养宠物，因为贵族有能力饲养那些没有明显用途的动物。对于路易十四的情妇杜巴丽夫人①来说，她的狗狗才是真正的太阳王。玛丽·安托瓦内特甚至到了走上断头台的程度，还爱着她的狗狗，拿破仑很愿意与他妻子约瑟芬狂妄的哈巴狗"财富先生"争夺皇后的床。

18 世纪末 19 世纪初兴起了养宠物的时尚。新兴资产阶级效仿贵族，以饲养宠物作为身份的象征。珍贵的猫是宝贵的物品，纯种的狗是时尚配饰。随着人们经济状况的改善，

---

① 杜巴丽夫人应为法国国王路易十五的情妇。——编者注

对此类配件的需求也随之增长，以彰显他们自己的发达，并将自己与那些买不起这种动物的人区分开来。新宠物时尚的出现恰逢工业化的兴起。人们从农村搬到城市，在那里找到工作，并将动物作为最后一片大自然将它们带进客厅。

诺贝尔奖获得者康拉德·洛伦茨（Konrad Lorenz）怀疑，拥有宠物的愿望源于一种古老的基本模式，即文明人对失去的天堂——自由的大自然的向往。在荒野中我们遇到了原始造物的一部分，每一种动物都是这片原始荒野的一小部分，狗是狼，猫是豹子。尽管人们对新机器很是着迷，但人类与其他生物接触的最深层次的需求仍然存在。

疏离的开始

当时，人们一度对自动机械和设备非常着迷，以至于认为动物也能像机器一样被制造出来。17 世纪，勒内·笛卡尔（René Descartes，1596~1650）将这一新观点彻底普及。在自然科学发展的过程中，这位法国数学家和哲学家坚信，生命和身体的所有生物功能都可以完全用机械原理解释。关于动物本性的自然主义观念原本是人们从数万年的驯化历史中发展起来的，这个观念却几乎被将动物视为自动机器的观念彻底抹去了。从这种角度来看，把动物与自动机器进行比较是一个起点，人们从这个起点开始，构建了一种新的、据称是纯理性的动物形象。

但是，这意味着什么呢？笛卡尔认为大脑是控制身体的最终权威。他主张身体和灵魂是分开的实体。他的这一主张塑造了我们至今对思想和身体的看法。在他的机械论人性观中，灵魂作为一种对应物也占有一席之地。根据笛卡尔的说法，思想世界（res cogitans）在空间上没有明确的边界，并且是非物质的，但它提供了感觉、有意识的感知、思考和有自我意志的行动。他相信只有人类才拥有这些，因为动物是纯粹的机器。在他看来，动物按照纯粹的机械定律运动。动物器官的功能就像一个时钟，仅由齿轮和弹簧组成。心脏像泵一样工作，血液流过像管道一样的静脉，肌腱像绳子一样，骨骼像支撑物和柱子。动物只会对外界刺激做出反应，像金属一样没有感觉，感觉不到疼痛。因此，研究人员被允许毫无顾忌地探索它们，一个器官一个器官地拆解它们，就像钟表匠拆解钟表的齿轮一样。

我们不知道下面的故事是否属实，但据说笛卡尔也曾在他妻子的狗身上做过实验。他有针对性地殴打它，还因为他的妻子同情狗狗而取笑他的妻子。他声称，动物被打时发出的尖叫就像触碰一根小羽毛的声音，但身体本身是没有感觉的。他甚至把那只可怜的狗钉在桌子上，趁它还活着的时候剖开它的肚子查看内脏，结果那只狗惨死了。笛卡尔的妻子是否因此离开了他，人们不得而知。

无论如何，在那时，动物被剥夺了人类独有的一切，或者更准确地说，所有明显的人类独有的东西，例如感觉、思想和意图。随着文明的发展，人与动物变得疏远了。可以说，人类作为一种"理性的动物"，在试图摆脱自己的动物性部分。于是，动物对人类来说变得陌生和神秘了。

今天，几乎已经没有人认同笛卡尔关于动物的假设。但是，正如阿尔伯特·施韦泽（Albert Schweitzer）后来怀疑的那样，笛卡尔的态度几乎迷惑了整个哲学界和科学界。直到今天，一些哲学家和科学家仍然经常贬低动物，认为动物不如我们人类。

与动物的治愈性接触

不久之后，来自英国贵格会团体公谊会的威廉·图克（William Tuke）也意识到，与动物的接触可以治愈精神病患者。1792 年，他创建了世界上最早利用动物进行治疗的设施之——精神病专科医院"约克疗养院"。这家医院至今仍然存在，其目的是创造一个让精神病患者在家庭般的环境中感受到尊重和重视的地方。在这里，除了绘画和设计之外，患者们还得到动物的支持，并通过与动物一起在大自然中生活来增强他们的自愈能力。这种模式非常成功，以至于早在 19 世纪 30 年代，英国慈善机构就坚持要求政府的精神病院也饲养动物，以创造一种更愉快、更不像监狱的氛围。[7]

这种针对慢性病和残障人士的新疗法在德国也很受欢迎。在 1867 年建于比勒费尔德（Bielefeld）附近的伯特利（Bethel）癫痫患者疗养院里，有一个古老的农场，被用来让患者从事园艺和农业工作。在那里，人们从事繁重的农业体力劳动，还要照顾动物——这完全符合劳动疗法的精神。

这让病人感觉他们有目标，尽管有缺陷，但他们还是被需要的。与动物的接触往往是他们生命中的转折点。这种经验后来还被用于疗愈受过创伤的士兵。关于战争中暴行的记忆被不可磨灭地烙在这些士兵的脑海里。

20 世纪 50 年代，美国密歇根州的一家普通儿童医院安港医院发生了一件不寻常的事情。这里饲养着狗、鸭、猪、鸟和其他动物，被用于慢性病儿童的治疗。这在当今无菌化和技术狂热的医院氛围中很难想象：一个只能依靠铁肺呼吸的小病人，看着小鸭子在她面前的浴缸里游泳；一名智障女孩推着婴儿车里的小狗穿过医院走廊。[8] 在这当中得到的经验是，没有什么比与动物的接触更能帮助孩子们康复。

科技信仰取代动物

如今，几乎已经没有人记得诊所里的动物了。20 世纪 60 年代，因对技术的无条件信仰，动物被赶出了医院和残障者设施。人们认为，仅仅使用相应的（行为）技术和精神药物就可以治愈心理疾病。动物又一次按照笛卡尔的精神完全不被赋予感觉或思维。动物能够感受到痛苦或快乐的事实被诋毁为拟人化、人性化以及人类毫无根据、不科学地将自己的经验运用到动物身上。20 世纪对技术的信仰使人类彻底疏远了自己的根源——自然和动物世界。感觉和思维仅被视为简单的"刺激-反应联系"，可以使用适当的技术在任何所需的方向上进行引导（或更准确地操纵）。所谓的（行为）

技术的全能性导致了这样一个事实，即人们注意力的重点只集中在可观察的行为和人类行为的"可编程性"上。我们已经忽视了人类与动物数千年关系的重要性及那些不易察觉的影响。

. . .

在这一章中，我们通过一段充满对比的历史回顾，了解了人类与动物关系中漫长而丰富的历史，并了解到与动物的关系早已存在于人类的基因中。人类具有"亲生物性"——我们将在接下来的一章中更详细地解释这个术语。动物是货物搬运工、运输工具、肉类和奶的供应者、狩猎伙伴，并且一直是人类战友与伙伴的替代者。即使在早期，人类也有充分的理由认为动物是有治愈作用的，无须语言的沟通、移情式的理解、深刻的情感联系、关怀、社会伙伴关系以及情感和思想的相互影响。

040

02
四足的成长助力者

　　一个温暖的夏日夜晚，在与朋友的聚会上，我们聊起人
类的童年。尽管有人提出了明显的反对意见，但在场的大多
数人还是觉得，我们的童年在某种程度上一定比今天孩子们
的童年更简单。在还是孩子的时候，大多数人是和很多人在
一起的。总是有足够的男孩踢足球，有足够的女孩跳橡皮筋，
或者在小池塘边搭建一个营地，抵御邻村孩子的攻击。我们
在田野里游荡，在小溪上筑坝，周围有很多动物。我们还总
是把自己搞得很脏。

　　与众所周知的说法相反，在我们之中，雷纳的童年实际
上是在一个农场里度过的。小时候，他和一匹性情温和的骟
马玩接球游戏；天气好的时候，一家人会乘坐马车穿越施瓦
本；冬天，一匹冰岛母马拉着一群乘坐在雪橇上欢笑的孩子
们穿过白雪覆盖的马兴瓦尔德（Märchenwald）。

　　贝蒂娜的童年也是被动物包围着的。她把空闲时间花在

邻居的猪身上，给它们做清洁，和它们玩耍，有时还骑着一只名叫罗西的领头牛从牧场到马厩，并抚养一只名叫"施威格乌娜"[①]（Schlawigeuner）的孤儿羔羊，这只羔羊的母亲和兄弟姐妹都在它出生之后便去世了。当贝蒂娜还是个小女孩的时候，就对马产生了浓厚的兴趣。

在儿时，我们的父母放我们奔跑，我们拥有时间。按时回家是唯一重要的事情，最严厉的惩罚不是禁用手机，而是我们自己被软禁。

由外而内

今天的情况是多么的不同啊！我们朋友家的孩子，比如贾娜和莱昂，如果想要约着出去玩，就需要一部手机。他们父母家的走廊上挂着内容满满当当的家庭计划。几条街外的草地上已经没有人踢足球了。10 岁的莱昂周四下午还有时间，但他最好的朋友必须在家学习，否则 8 年后就通过不了高中毕业考试。莱昂的另一个朋友就住在几百米外，但因为父母害怕会出什么事，所以任何情况下都不被允许单独外出。街对面的尼克做完作业后还要练习钢琴，而 9 岁的乔纳斯更喜欢整个下午坐在电脑前。

当观察孩子时，我们会看到孩子们的童年经历发生着巨大的变化。你经常会遇到这样的父母，他们把孩子的空闲时

---

① 意为"狡猾的外来人"。——译者注

间安排得严丝合缝，几乎不给他们留任何自由发展的空间。

统计数据也明显地说明了这一切：3~5 岁的儿童每天坐在电视机前的时间超过 70 分钟，9~13 岁的孩子每天坐在屏幕前的时间为 90 分钟或更长时间。几乎一半的 6~11 岁儿童，甚至超过 80% 的 10~11 岁儿童现在拥有自己的手机。如今，连幼儿都在玩平板电脑，被大量的不知所云的信息支配。这对孩子的大脑来说并不是好事，因为对我们处于紧张状态的思维器官来说，最好的疗愈和刺激不是技术，而是大自然。

现在的孩子们很少到大自然中去玩泥巴、搭建营地、听鸟儿鸣叫或观察昆虫。这对他们的健康是非常有害的。遗憾的是，如今许多人只是从儿童节目和自然纪录片中去了解这些动物（如果他们看过的话）。这导致儿童的生活空间被人为隔离。

在大自然中度过的时间可以让我们大脑的指挥中心，即所谓的"前额叶皮层"像压力过大的肌肉一样减缓活跃并恢复。这对于孩子来说尤为重要，只有这样他们才能拥有健康的人格。

生命之网

显然，成长的架构已经变得更加多样化和脆弱，尽管从我们的角度来看，解决方案通常就在眼前，但人们却并没有看到它。

有趣的是，人类的根肯定不是在混凝土中生长出来的，而是来自大自然和动物世界，并且是在与它的相互作用中发展起来的。因此，作用于人类的力量与作用于动物和植物的力量是一致的。正如生物学家 E. O. 威尔逊（E. O. Wilson）所说，人类是包罗万象的生命的一部分，即"生命之网"的一部分。

现在的家长可以利用这种经过数百万年不断完善和适应的与自然的联结，来使孩子们的身心保持健康。而且，正如本书在上一章中阐述的，这绝不是一个新的发现。

大自然对孩子们为何如此重要

大自然对儿童具有促进健康的作用，因为它是他们自己的家园，科学上把这称为"家的基本感受"。[1]在成长过程中，作为婴儿，最初并不能体验到自己与环境之间的任何界限。相反，他们感到与周围的一切紧密相连、融为一体。他们对动物有一种非常原始的迷恋。早在 6 个月大时，婴儿就可以区分动物和无生命的物体。独立移动或有面孔的事物会特别引起他们的注意。这种与生俱来的好奇心可能是进化的一部分。腿、脸、翅膀，当然还有动作，向小孩子们发出信号，表明这个或那个物体是一个有生命的存在或一个生物的图像。[2]

尽管在今天，汽车和飞机也会进行复杂的运动，但孩子们可以相对准确地识别运动的原因。海德堡的心理学家们向婴儿展示了一部影片，影片中一条爬虫轻推一个球数次，并跟在球后面爬行。随后，球和爬虫都一动不动地躺着，彼此是分开的。婴儿们观察爬虫更频繁、时间更长，因为他们期待着爬虫移动。

弗吉尼亚大学的一组研究人员观察到，相比无生命玩具，1~3岁的幼儿可以在更长时间内与真实的动物（无论是鱼、仓鼠、蛇还是壁虎）相处。此外，幼儿与动物的互动方式也是不同的，他们更多地与动物交谈或询问更多与动物相关的问题。[3]

孩子们会被其他生物神奇地吸引。尤其是图画书中的动物，无论是可爱的还是长毛的，小读者们都会很快与它们熟悉起来。因为对孩子们来说，动物是具有人类特征的小人。

您是否注意到"wauwau"①通常是孩子们最早能说的词之一？除了"妈妈"和"爸爸"之外，孩子们开始拥有语言能力以及我们进入人类文化的标志还包括这个非人类生物的名字。[4]

但让小孩子们着迷的不仅仅是这些自然的动作，他们还是辨别面孔的高手。您是否曾经尝试分辨动物园里一群疯狂奔跑的猴子哪一只是哪一只？并且很快发现您几乎无法分辨这些猴子。它们一个个看起来都很相像。如果您的小孩子没有把视线移开，那可能是因为孩子们已经识别出猴子们面孔的差异了，这使观看猴子变得更加有趣。[5]小孩子有一种惊人的能力，可以看到动物的面孔，甚至可以分辨同一种动物的面孔。然而，随着年龄的增长，这种分辨面孔的能力会逐

---

① 儿童对狗的称呼。——译者注

渐减弱，而且不幸的是，这种能力只能用于区分我们周围环境中的面孔类型，这就是为什么欧洲人常常很难区分亚洲人，反之亦然。

人与动物之间的神奇桥梁一直存在于人类的成长过程中，所以孩子们在看到动物时似乎会感受到一种古老的快乐。难怪我们的教子在我们忙着欣赏公园门口的奇花异草时，已经立即跑向动物园里的绵羊和山羊了。

对于孩子们来说，动物世界是他们最喜欢的世界之一，动物是他们家园的居民。孩子们几乎都对动物上瘾，这很容易从动物书籍或动物节目的流行中观察到。超过80%的儿童喜欢观看动物节目，超过70%的儿童对动物故事着迷。[6]

关于儿童读物中的动物，可以写一整本书。在儿童和青少年文学中，动物以警示者、顾问、批评者、观察者或同伴的身份出现，它们都具有人类的特征，许多甚至会说话。对孩子们来说，它们作为同伴，使孩子们拓宽了视野。书中的动物往往具备让孩子们羡慕的特征。这些动物通常非常可靠、非常忠诚，也非常执着，而且比大多数的人更顽强——或者像巴鲁熊[1]那样，只是开心地生活。

在这些书和节目中，动物被无拘无束地人性化，它们躺在吊床上，唱歌、弹吉他，穿着西部靴子，或者彼此交换角色，比如肥胖的贝拉婶婶和她的小狗卡尔[2]。小狗坐在

---

① 英国作家吉卜林的儿童文学名著《丛林之书》中的角色。——编者注
② 出自瑞士作家卡琳·谢尔勒的《贝拉婶婶和小狗卡尔》。——编者注

桌边，而贝拉婶婶对着路灯嗅来嗅去，像这样荒谬的情形却被可爱的孩子们认为是完全正常的。此外，动物更适合作为主角，因为它们可以毫不掩饰地表达自己的情感。耳朵和尾巴悲伤地垂下，尾巴因惊吓而抽搐，动物们即使在生气的时候龇牙咧嘴，对孩子们来说，这也远没有一张愤怒的人脸可怕。

儿童读者们能够很容易地认同动物，因为他们可以通过动物的视角来看待我们的世界，并保持适当的距离感和动物式的疏离感。通过沉浸在这个非常具体的世界中，他们情感方面的能力会得到加强。

我们尝试过让孩子远离动物。我们在教子塔米奥身上就很难做到这一点。他对动物总是爱不释手，而且孜孜不倦地抚摸和照顾它们。有时他和他的朋友们也变得像动物一样。他们在幼儿园的走廊里跑来跑去，就像狗、猫、狮子和老虎。在这个年龄段，儿童和动物之间还没有固定的界限。当塔米奥还是个小男孩的时候，就和冷血母马"猛犸象"通电话，和比利牛斯山狗"印第安纳"一起收集食物，当他觉得太多吃不完的时候，就和混种牧羊犬"出租车"一起把它们放在狗窝里。塔米奥将动物视为伙伴，甚至常常视为兄弟姐妹。他像对待人类玩伴一样与它们交谈，并会立即获得它们的理解，因为他相信"猛犸象"、"印第安纳"和"出租车"会像他一样思考、感受和行动。对他来说，重要的不是语言，而是手势、面部表情和接触等。

我们看到，动物对于孩子来说具有非常重要的情感意义，而这恰恰强化了孩子心灵的共鸣空间。动物可以帮助建立友谊，在需要的时候是困境中的伙伴和安慰者，并且可以成为安全的基地和避风港。因此，它们有助于培养一种家的感觉，一种与世界的安全联结——这是人类最重要的保护系统之一，为加强儿童和成人的力量做出决定性的贡献。

毫无疑问，孩子和宠物之间有着很不寻常的关系，在某些方面甚至比兄弟姐妹之间的关系还要亲近。剑桥大学的研究人员证明，动物和孩子之间的情感联结往往比与兄弟姐妹的关系更能带来满足感。[7] 这可能是因为，对我们来说动物是可靠的。动物们成长得很快，我们通常知道它们的去向。兄弟姐妹很复杂，而动物通常更容易被理解，并且我们可以更可靠地预测它们的行为。

动物是适合依恋的伙伴

在忙碌的世界中，我们的孩子越来越难以建立稳定、信任、最重要的是充满爱的关系和纽带，而这些对于成长来说非常重要。这也是动物发挥作用的地方。动物通常比人类更能对孩子的信号做出反应，这意味着动物能够敏感地感知孩子的信号，正确地理解这些信号，并迅速、适当地做出回应，而且很少有怨恨。

当我们遇到克劳迪娅时，我们第一次真正意识到动物作为亲密伙伴的重要性，克劳迪娅向我们讲述了她艰难的童年，以及一匹马如何帮助她从童年的废墟中走出来，建立有价值的人生。

在童年时期，克劳迪娅在身体和情感上都受到虐待，这让她感到自己没有价值、无用和无能。当她还是个小学生的时候，她就问自己这到底是怎么回事，她生命的意义是什么。"我很早就想到了死亡会是什么样子，"她告诉我们，"死亡一直在我的脑海里。"克劳迪娅在与她的养父母的相处中也有很大的困难。她实际上很想亲近，试图和她的养母拥抱，然而她又无法忍受这种亲密，常常变得咄咄逼人。而且，她时常被自己的感情所淹没，有时甚至深深地憎恨自己。

暑假期间，她在一个马场帮忙。就在那时她发现了那匹叫"达科塔"的马。达科塔过去也曾被忽视和虐待，但现在它在马场得到了认可。农夫说"它不让任何人靠近"，但克劳迪娅立即知道"那是我的马""我们是一体的"。克劳迪娅总是一次又一次地去找达科塔，在它的马厩里度过整个下午。克劳迪娅用了很长一段时间才仅仅能够接近达科塔，但她并没有放弃。达科塔似乎也逐渐感受到了与克劳迪娅之间的联结，因为有一天，它靠过来把头放在克劳迪娅手上，仿佛在说："我需要帮助。"克劳迪娅说："对我来说，这就好像两个契合的灵魂相遇了。"克劳迪娅每天继续照顾达科塔，一人一马结下了深厚的友谊。假期结束后，她为了照顾达科塔，依然总是早早地起来，给它清洁打扫、喂食。通过这匹马，克劳迪娅重拾了对生活的信心，因为她有了一个值得为之而活的存在。这彻底改变了克劳迪娅的生活，她慢慢地、犹豫着从自己的壳子里爬了出来。一人一马之间建立的紧密联结，帮助彼此疗愈了过去的创伤。

儿童青少年的健康成长需要安全的基地和避风港，这两者既可以是人，也可以是动物。这意味着，孩子们愿意依赖他们的依恋对象。他们希望能够从那里出发去探索世界，并在感到不舒服和有压力的时候返回那里。这两个愿望能否达成，取决于依恋对象反应的敏感程度。

如果在孩子的日常生活中安全的基地和避风港是显而易见的，我们就称之为安全依恋。对于缺乏安全依恋的孩子来说，父母对他们常常是"视而不见"的，他们通向安全的基地和避风港的道路是不畅通的。依恋模式为"不安全回避型"的孩子们尽管也能够探索，但在遇到压力时无法返回避风港，因为他们的父母在困难情况下不能为他们提供支持；依恋模式为"不安全矛盾型"的孩子们是被困在港湾里的，不能对环境进行探索，因为他们的父母在过度保护和拒绝之间摇摆不定。还有一种依恋模式是"无组织型"，这一类孩子们的特点是，既没有基地可以从那里出发去探索，也没有可以返回的避风港。这些童年经历在所谓的行为模式中留下影响，这些模式会影响人们的一生。它们影响我们对情感的把握与对情感沟通的调节，并在有意无意之中影响我们的行为。安全的早期情感依恋也许并不总是持久的，但这对我们的一生都有益处。儿童在早期生活中越感到安全和受到照顾，他们的心理和身体发展就越趋向积极。有证据表明，受到关注和关爱的儿童日后更少生病。

实际观察表明，儿童尤其明显地展现出他们与宠物之间

051

的依恋行为，动物可以成为儿童的安全基地和避风港。[8] 在应对压力时，儿童会寻求与动物的亲近，与它们保持眼神接触，通过拥抱寻求身体接触，就像他们在母亲那里一样，因此也有许多儿童会和他们的狗或猫一起睡觉。

这清楚地表明，至少在某些方面，宠物可以满足我们的情感依恋需求，就像人类一样。这一点在女孩和马之间较为典型的关系中表现得特别明显，这种关系具有强烈的情感依恋特征。[9] 女孩把这种关系看作独特的、独一无二的，具有生存重要性，它给予她安全感和温馨感。

从我们的角度来看，还有两个方面很重要。首先，我们与他人之间形成的负面联结体验不会转移到动物身上。其次，通过动物体验到的积极的联结，在理想情况下可以被转移到人类身上，以下这个来自我们督导工作中的故事就表明了这一点。

伊莱恩的依恋模式是明显的不安全回避型，所以她不让她的照顾者凯伦靠近。当凯伦想知道她的感受如何时，她只是简单地回答"好"或"不好"。凯伦永远不知道她到底在想什么。她还拒绝身体的接触，甚至不愿意拥抱。但是，她与凯伦的拉布拉多犬"史努比"有着完全不同的关系。她喜欢在凯伦办公室的红色沙发上与它拥抱。如果凯伦有几分钟不在，伊莱恩就会告诉史努比今天她的同学对她做了什么。因为和她的四足朋友一起躺在沙发上感觉很好，所以她不断地到史努比那里寻找安全感和亲密感。她花了很长一段时间才在她和她的倾听者史努比聊天时允许凯伦留在旁边。有时凯伦也可以和她坐在沙发上谈她的成绩了。

肯特州立大学的一项研究也证实了我们的观点。该校的研究人员发现，与狗一起成长的孩子通常与父母和兄弟姐妹有更亲近的关系。[10]

与动物的联结可以建立最基本的信任和获得内在的安全感，调节情绪行为，激活生长激素，促进神经网络形成，并为日后的情绪稳定和建立抗压的人格奠定基础。因为情感联结是我们生活所需的黏合剂，孩子与宠物之间建立的是一种非常特殊的关系，一种非常基本的关系，一种密切的情感依恋。在理想的情况下，这种联结可以极大地增强孩子的力量，以便他们有一天可以充满信心地、安全地走进这个世界。

动物的陪伴

然而，对于孩子的成长来说，不仅安全的依恋关系至关重要，多元化的友谊也至关重要。如今，孩子们很难建立友谊，超过 1/3 的孩子只有几个朋友或对他们的友谊不满意，大约 1/10 的孩子甚至没有充分地融入社会。[11]

在我们看来，其中存在很多爆炸性的社会隐患，因为每个人都与生俱来地有着与周围环境交流的需要——没有关系，人们就什么都不是。相反，我们依靠与他人建立和维持关系来成为社区的一部分，在我们的童年尤其如此。

动物可以满足孩子的归属感，因为它们关注和尊重孩子，这会使孩子获得作为群体一员以及有家庭可归属的感觉。当如下三种需求被满足时尤其如此：对自己的表达有所反馈的需要，理想化他人以感受到安全感和力量的需要，以及关于平等和归属一个群体的需要。

美国心理学家伊丽莎白·安德森（Elizabeth Anderson）总结道："如果我们的反馈需要得到满足，我们注意到对方已经认出了我们，那么我们就会感到被理解和接受。当理想化的需要得到满足时，我们会感到情绪稳定并存在安全的联结。当平等和归属感的需要得到满足时，我们就会建立与他人的深刻联结并获得归属感。"[12]

宠物是满足人类这些深层次需求的理想选择。想象一下，12 岁的卡特琳和她的可卡犬拉里躺在她舒适的双层床下层的一个角落里，一把吉他靠在墙边。卡特琳秘密地写故事和诗歌，但只为拉里写。现在是她大声朗读的时间，拉里静静地躺在她旁边听。当她问拉里是否喜欢这个故事时，拉里高兴地摇着尾巴，舔着少女的脸。"拉里认为我的故事很棒"，卡特琳想。她认为毛茸茸的朋友的反应是对她创造力的认可。狗向她反馈了她对自己的看法："我是一个可爱、有趣、富有表现力的女孩。"对于一个孩子来说，还有什么比这更好的呢？

狗狗真正的意思并不重要，重要的是卡特琳如何解释狗狗的行为。主观的、内在的现实比外在的现实更为重要。因此，当我们的孩子在学校度过漫长的一天后回到家，狗狗出来迎接时，他们会感到高兴和满足，即便狗狗跳跃的含义与纯粹的快乐可能有所不同。

任何与宠物一起长大并喜爱它们的人都知道动物陪伴的价值，因为人类和动物之间的关系时刻都在刺激着人类自身的发展，动物会激发人们的欢笑、运动和亲密感。与动物在一起，通常会给孩子营造一个可以感受到熟悉和安全的体验空间：这只动物是关心我并且值得我信赖的；和我的这只动物在一起，我不会有麻烦。动物还提供了第二种作用：和它们一起，孩子们可以面对挑战，并学到如何跨越挑战，以及如何用自己的力量保护自己。

无条件接纳

我们在工作中反复注意到的另一个方面对儿童尤为重要：动物超越了社会规范和价值观，它们的感情传达了一种无条件接纳的感觉，而这种接纳是健康情感发展的基础。通过对动物无条件的关注，孩子们感受到有一个生物对自己很好，就会接受自己原本的样子。这与评判、批评和想要改变他们的父母、老师和朋友们完全不同。

确实，动物对人类行为的反应没有偏见和判断，因为它们无法按照人类的范畴进行思考。它们不在乎孩子是否穿着破裤子、头发是否没洗、数学成绩是否不及格。因此，孩子不用害怕不被动物认可或因为外表受到动物的批评。动物不会根据通常的社会因素来评判孩子；相反，动物会感知孩子的"本质"，即孩子的真实本性，而不是外表。通过这种方式，动物给孩子们一种被接纳的感觉。

因为动物的行为独立于社会和文化范畴，所以它们的行为是真实的，孩子们可以体验到关心、理解、感情和安全感。体验被需要、被喜欢和被接纳会对人们的自我价值感产生持久的影响。通过这种方式，孩子们会感到自己被赋予了力量，并对自己的能力和才能产生了信心。从科学角度来说，孩子会变得有韧性。我们的狗廷巴很喜欢孩子，当它和孩子们玩耍时，孩子们的面部表情发生的变化，总是给我们留下深刻的印象：孩子的眼睛会突然闪闪发亮，或者脸上掠过一丝自豪。这让我们了解到动物是如何有效地提升儿童的幸福感、促进他们诚实做事、增强他们的情感体验以及提高他们的自我认知。[13]

动物慰藉者

动物也能在一定程度上缓解孩子来自成人世界的压力，因为孩子们可以自由地向动物表达他们的悲伤和喜悦。这在青春期尤其重要，青少年有时感觉自己像孩子，有时感觉自己像大人。在这个时期，青少年开始怀疑自己，感到被人误解，不被任何人爱。在这段时间，动物可以成为他们的避难所和慰藉者。这特别明显地体现在那些这个生命阶段在马厩中度过越来越多时间的女孩们身上，她们把时间花在那里不是为了骑马，而是通过与马亲近以获得被庇护感和安全感。心理学家认为，对于这些女孩来说，马是父母与初恋之间的一种"过渡对象"。实际研究表明，对于女孩来说，骑马并不

057

是重点，重要的是有力量、温暖、耐心、可靠、无条件倾听以及身体的吸引力。在这个阶段，马通常是唯一真正的伴侣，有助于女孩们逐渐地真正从父母身边独立。[14]

在危机中，动物也可以成为慰藉者。科隆大学教授赖因霍尔德·伯格勒（Reinhold Bergler）和他的团队证明，如果离异家庭的孩子养了一只狗，那么他们因失去的恐惧而遭受的痛苦就会减轻。[15]然而，对于没有狗的儿童来说，在这种困难的情况下，他们经常会经历破坏性的愤怒或极度烦躁，并伴有严重的心身不适和噩梦。[16]因此，动物可以减轻情感上的痛苦，提供安全感并缓解悲伤——它们是孩子可以倾诉烦恼的知己。

动物促进共情

在与动物打交道时，孩子们从一开始就学会了仔细观察、准确感知、接受动物的需求并小心地对待它们。如果一只猫在被抚摸时伸出爪子或干脆走开，即使孩子非常想抱这只猫，也得尊重这只猫的需要。

动物不遵守社会习俗；相反，它们公开地表现出自己的敏感，自发地、直接地、不加反思地做出反应。它们发送真实的、非语言的信息。这是一件好事，因为，通过动物对孩子的行为直接做出的反应，孩子自然地得到了确认或纠正，可以将自己的情绪、愿望、需求和偏好与动物的情绪、愿望、需求和偏好进行比较，并相应地调整自己的行为。动物不会

058

记仇——它们与我们人类不同。

动物通过这种方式支持孩子们的"内在发展"。其中最主要的是对自己感受的感知和表达，认识到自己所生活的世界是可理解和可预测的，培养对自己的资源的信任，并坚信自己所做的事情是值得努力的。

与动物互动可以让孩子们更多地了解自己，因为他们可以积极参与、模拟并塑造这些关系。此外，动物通常会适应孩子们的个人世界和个体能力，因此，孩子们可以通过与动物的互动来处理令他们困扰的问题。他们可以按照自己的节奏前进，不是跟随互联网上的活跃者，而是与动物伙伴一起，探索事情的光亮面和阴暗面。通过动物对孩子的行为不断做出的反应，孩子大脑中必要的神经回路得以建立，思维和情感世界得到发展，并学会尊重其他生物的思维和情感世界。[17]

在社会活动方面，共情是我们在现代社会中最重要的能力之一，它是一种社会智能。

共情只有在与他人一起体验和分享感受时才能发生。与动物一起生活时我们的感受会经常被触发，因此，共情会自然而然地得到锻炼，情感也会进一步发展。

所以，当我们的教子塔米奥与狗、猫或马相处时，他能了解它们的感受，理解它们的需求，这使双方都感到更加舒适，并建立起更多信任。因此，塔米奥很快就懂得了在社交情境中倾听他人的重要性。当家猫霍尼因为塔米奥在与它的游戏中太过粗暴或过于有攻击性而退缩时，塔米奥学会了让自己变得更加冷静和温和，这样，霍尼就愿意重新和他一起玩耍了。塔米奥通过调整自己的行为，重新使霍尼和他玩耍，这让他对自己的新行为更加自信。通过这些经验，孩子们会更加关注其他生物的需求，变得更加敏锐，通常也能够在社交情境中与他们的人类同伴更好地合作、更好地共情。这解释了为什么与动物一起长大的孩子们表现出更高的合作意愿，并且更容易融入社区。[18] 这也诠释了奥地利科研人员的研究成果：与宠物一起长大的孩子更善于识别非言语交流中的许多细微差别，通常能够在日常生活中将所学的这些技能运用于人际关系中。[19]

在这项研究中，犬类专家通过有趣的练习教导孩子们密切关注自己的肢体语言。经过几次课程后，孩子们不仅能够更好地读懂狗的意思，而且还能更好地解读人类的情感表达。[20]

因此，与动物互动可以让孩子学会一种情感语言。与宠物一起长大的孩子更擅长沟通，因为他们可以更准确、更敏锐地解读人类面部表情。[21] 在我们看来，动物其实是同理心学习的理想伙伴和协同教育者。这与动物的种类无关，无论是狗、猫、马、啮齿动物、鸟类还是鱼类，都可以。[22]

与动物互动使孩子们感到更加愉快，他们也更愿意承担责任，这并不是因为他们必须这样做，而是出于一种直觉。因此，动物为同理心的建立提供了另一个重要前提：责任感。通过逐步引导他们根据年龄和发展阶段照顾动物，孩子们懂得了只有人类友善地对待动物，动物才能过上美好的生活。因此，孩子们自然而然地培养出对动物的关怀和责任感，这极有可能随后转化为对人的关怀和责任感。

我们在塔米奥身上看到了这一点，他对"自己的"动物充满关心和兴趣，我们也看到他的动物对他的关心和兴趣。这使塔米奥相信自己是有能力的，能够对周围的事物产生影响。他的自信心得到增强，这对于成功应对生活中的挫折非常重要，就像瓦妮莎和雷蒙娜的故事一样。

瓦妮莎和雷蒙娜的生活起步艰难。生母吸毒，生父酗酒。她们生命的最初几个月是在福利院度过的。后来，在1岁生日时，她们被玛格丽特和拉尔夫收养。如今，这对双胞胎已经14岁了，是两个活泼的女孩。但在此之前，她们走过了一段艰辛曲折的道路。在最初的几年里，女孩们非常内向、封闭，紧密地依偎在一起，没有人能真正地接近她们。一次偶然的机会，家里养了两只兔子，女孩们开始全心全意地照顾兔子。她们读了有关饲养兔子的书籍，很快成了饲养兔子的真正专家，对饲养、饮食和品种了解得非常透彻。随着兔子的到来，情况发生了变化：这对双胞胎开始变得开放起来，能够寻求帮助了，与养父母一起不断地为兔子的栖息地建造新的设施，兔子成了她们的头号话题。她们的养父母也感到自己更有力量了，很快又迎来了另一只四足的家庭成员——丹娜，这是一只小喜乐蒂牧羊犬。很明显，女儿们必须抚养照顾这只小狗，因为狗与兔子不同，需要出去散步，于是女孩们通过狗被带进了现实生活。她们从封闭内向的女孩变成了健谈的少女，常常向路人和同学们仔细地介绍她们毛茸茸宠物的喜恶。

科学研究还表明，拥有宠物的孩子具有更高的共情能力，更愿意在发生争吵时和解，同时表现出更强的责任心和更稳定的情感状态。这些孩子经常被选择为受信任的伙伴或游伴。有宠家庭的孩子会更经常邀请同学和朋友来家里作客。[23] 总的来说，动物使孩子更容易与他人交朋友。[24] 这对于不愿与人接触的孩子特别有帮助，对他们来说，动物可以成为他们宝贵的支持者。[25]

如果您现在正在考虑养宠物，那么您应该了解，狗和猫并不是万能的，它们对成长、内在发展和外在发展的影响也是截然不同的。与狗一起长大的人以后的社交能力更强，而养猫的人们则能够争取更多的自主权。不过，这两者都既能增强孩子的责任感，又能增强孩子与自己和他人相处的能力。

和动物一起学习

雅各布经常数小时地坐在书桌前，凝视着他的笔记本和书。高中毕业考试即将到来，但学习材料似乎无法真正地在他脑海中停留。他的父母认为他需要完全的宁静，才能更好地集中注意力，因此他不应该被任何事情干扰。因此，家里的狗也被锁在雅各布的房间之外。然而，金毛犬却知道得更多。有一天，金毛犬悄悄溜进雅各布的房间。在受到长久的抚摸后，它躺在书桌下轻轻地打起了呼噜。书桌下平稳呼吸的狗让雅各布感到心灵宁静，稳定了他的心跳、血压、压力、激素和思维，使他在一定程度上能够更好地备考。四足伙伴的到来扫清了他头脑中的障碍，尽管他不时会因为书桌下轻轻的呼噜声和爪子的抽动而现出微笑，但现在，他可以专注在学习材料上了。

科学上对此是怎么解释的呢？心理学家赖因霍尔德·伯格勒和坦亚·霍夫（Tanja Hoff）进行了一项研究，研究的核心是家庭中有一只狗是否可以提高学习能力。为了回答这个问题，研究人员对 200 位养狗和没有养狗的母亲进行了调查。[26] 在这项研究中，被称为"狗少年"的学生表现得比没有狗的同学要好得多。这项研究涉及他们的平均成绩和对待不喜欢的家庭作业的态度。与他们的狗有密切关系的青少年能更有效地完成家庭作业，更加专注、有动力，更有耐心。他们在学校表现出较少的攻击行为，更愿意与同学和老师合作。因此，他们获得了更好的成绩，在学校中压力较小。狗似乎是培养重要学习能力的催化剂。

动物榜样

064

有些人认为，动物可以成为儿童的榜样，甚至有时比父母或老师更能成为榜样。但是，我们不这样认为。对于儿童来说，动物更像是模型，一种年龄相仿的自我或一个自身的缩影。在所有的时代和文化中，所有的儿童都与动物一起玩耍。通过与动物的互动，儿童可以模拟过程和角色，体验各种情感。他们拥抱动物，表扬它们，甚至有时责备它们。与动物互动让儿童反思自己的关系经验，他们在动物身上找到内在和外在的投射。

儿童心理治疗师鲍里斯·莱文森（Boris Levinson）坚信，动物可以帮助儿童平复情绪，因为儿童通常会将动物朋友视为理想化的自我，能够完全满足成年人世界的所有要求——就像电视上的灵犬莱西一样。但灵犬莱西之所以是完美的伙伴，是因为它有时不听话，被父母责骂。通过对这种矛盾的体验，孩子们会学会更加现实地评估自己。还有一点非常重要，有时，动物会毫不掩饰地表达它们的需求，这可以帮助儿童控制自己的内疚感，或者干脆隐藏这种感受。

然而，儿童只有在建立了正面关系并确保动物也真正享受与他们在一起的时光时，才会接受动物作为榜样。[27]

当我们谈到榜样时，主要是指父母与动物的相处方式。这对于孩子们来说会是榜样。贝蒂娜在年轻的时候就深刻地体验到了这一点中消极的方面。

那时的贝蒂娜全身心地关爱着一只名叫盖伊·施拉维格纳的棕色孤儿羔羊，直到有一天它突然"消失"了。在她的追问下，农场的农夫说"好像是要被宰杀了吧"。于是，贝蒂娜以最快的速度跑到村里的屠夫那里去营救施拉维格纳。屠夫慷慨地答应不杀这只小羊，并在放学后将其还给她，但代价是一瓶啤酒。她弄到了那瓶啤酒。但当她下午走到肉店时，看到那里挂着一张棕色的毛皮，屠夫则不见了踪影。贝蒂娜泪流满面，对成年人的信任产生了严重的动摇，但她对动物的信任并没有受到影响。

我们经常注意到，孩子们密切地关注着成年人，尤其是他们的父母如何对待他们的宠物。如果家里的动物只被大人视为一种新的教育工具，是为了让孩子们学会负责任和照顾别人，大人自己实际上并不投入精力，甚至皱起眉头忽略这个新家庭成员，那么孩子们也会很快失去对宠物的兴趣。但如果父母热衷于照顾动物，认识到它的个体需求并给予它照顾，那么孩子们也会这样做。只有这样，大人才能成为孩子的榜样。儿科医生赫伯特·伦兹－波尔斯特（Herbert Renz-Polster）说，孩子们不会盲目追随父母的脚步，他们会观察并做出自己的决定。然后，他们将与动物建立自己的关系——虽然这种关系是个体化的，但对于他们的成长来说绝对是有益的。

科学验证

　　利物浦大学的丽贝卡·普雷沃尔（Rebecca Purewal）与来自英国和美国的其他科学家一起分析了自 1960 年以来以英文发表的所有关于宠物对儿童发育的影响问题的研究。研究人员的结论很明确：宠物对儿童的健康成长至关重要。它们可以帮助儿童增强自信心，提高社交技能，提供社会支持并减少孤独感。但更重要的是，它们还可以帮助儿童提高认知技能和智力成熟度。在此项研究中，动物对焦虑和抑郁的影响无法得到明确证明。[28]

　　此外，家里养狗的孩子更有可能达到建议的每周身体活动量。宠物还可以帮助孩子更好地应对压力情况。如果孩子们的宠物在场，在测试环境中他们会感觉更舒服。在测试前与狗相处时间越长的孩子效果越好。[29] 正如我们所描述的,养狗的青少年在学校表现更好,成绩更佳,并且能更有效地完成不喜欢的家庭作业。[30]

儿童的亲生物性

我们人类仍然有着在大自然中与动物一起生活的能力。人类的这种"遗产"有一个名字:亲生物性。这个术语可以追溯到 20 世纪最著名的生物学家之一爱德华·奥斯本·威尔逊(Edward Osborne Wilson)。[31] 威尔逊想用"亲生物性"这个词来表达在进化过程中形成的一种将我们人类与自然,特别是与动物联系起来的情感纽带。这就是为什么人类尤其是儿童,至今仍然被自然和动物神奇地吸引着。

我们的大脑以及我们的感知、注意力、思维、记忆和行动力仍然主要是为自然和与生物共同生存而设计的。我们需要与大自然接触,尤其是与动物接触,才能成长为一个乐于接受新体验,并相信可以利用自己的力量塑造自己生活的人。动物帮助我们变得更有适应能力,我们的适应能力越强,身体就越能抵御干扰,我们就越健康。

在今天,我们的孩子承受着巨大的压力,他们的成长往往就像一次危险的心灵之旅。为了比较健康地完成这次心灵之旅,我们需要足够的个人和社会资源。精神疾病的增加表明,许多儿童没有足够的资源来进行这次心灵之旅。[32] 如今,大约 1/5 的青少年患有精神疾病或存在心理问题。

远离自然使人患病

人类作为狩猎者、采集者、农民和牲畜饲养者的时代在我们的进化生物学中留下了深刻的印记，这种被遗忘的自然遗产对于儿童的发展尤为重要。孩子们需要自然和动物来促进运动、认知和情感的发展，因为这些为他们提供了自由空间，他们可以自己去发现和征服。

如果我们周围只有混凝土和钢铁，如果我们只关注智能手机和电脑，只在虚拟中体验自然和动物，那么孩子们就会失去这些自由空间以及基本的家园感，就会患上"自然缺失症"（自然缺失障碍）。尽管这尚未成为一种公认的疾病，但该术语仍然强调了自然对于孩子的福祉与健康的重要性。

多项研究证明，全球越来越多的儿童存在肥胖、抑郁和近视等健康问题，这些健康问题也与人们在"室内"度过多时间有关。这就是为什么今天的研究人员比以往任何时候都更加努力地研究自然如何影响我们的大脑和身体。他们的结果很明确，当孩子们在花园里度过时光时，会发生一些根本性的事情：他们的大脑会平静下来，压力消失，同理心、想象力、创造力和生活乐趣得到加强。

童年时期被草地、森林和花园包围以及接触过动物的人患精神疾病的风险明显较低。令人惊叹的是，我们忽略了多少大自然的宝藏呀！这是我们这个时代的一个症状，我们如此关注现代技术，以至于我们很少关注周围的自然，大部分时间都在关注我们的智能手机。讽刺的是，我们更加可能去从互联网上了解动物，而不是到森林里去散步。这样，我们就剥夺了孩子们天生的发现乐趣，剥夺了他们童年最重要的经历之一。

"自然缺失障碍"一词最早出现在理查德·卢夫（Richard Louv）于 2005 年出版的《树林里最后的孩子》一书中。[33] 他认为，我们所有人，尤其是儿童，在室内度过的时间越来越多。卢夫说，即使是鸡和囚犯，在户外度过的时间也比美国普通儿童要多。所以，我们的孩子感到与大自然疏远，不太能够培养出家园感，也就更容易受到负面情绪、不舒服和身体疾病的影响。

这其实非常简单，每年五月，您都可以和您的孩子一起体验到这种家园感：闻森林中的云杉树香，感受雨声，欣赏日落，观赏动物或抚摸宠物。

孩子们有一种与生俱来的发现乐趣，他们可以在大自然中与宠物一起享受这种快乐。然而，如果我们的孩子边用手机边遛狗或边自拍边探索大自然，就行不通了。相反，重要的是与自然和动物接触，并用我们所有的感官来体验它们。这是我们的孩子发展健康人格的唯一途径。儿童的发展基于四大支柱：创造力、想象力、知识和行动能力。当与动物接触时，四大支柱都会受到特别刺激。与动物在一起，孩子可以扮演不同的角色，并了解其他的思维方式和行动策略。孩子们不会从动物那里得到现成的答案，相反他们必须与动物进行对话。通过这种方式，他们不仅可以了解很多关于动物的知识，还可以了解他们自己以及我们人类。与此同时，与动物在一起时，他们还可以学会如何应对挫折或如何独立解决冲突。

诚然，未来是未知的，但许多家长相信，如果孩子从小就积累丰富的知识，未来就会变得更加可预测。当然，孩子们需要为他们即将进入的新领域做好准备。我们从自己的经验中知道，仅仅教授孩子们狭隘的技能或知识是不够的，只有为孩子们创造能够独立发展的自由空间，才能做好这种准备。

孩子们首先需要自信、勇气、好奇心、警觉的眼睛和热情的能力去面对他们新的未来和新的领域。这些可以使孩子们应对一切。为此，孩子们需要可以放风筝的田野、挖泥的沟渠、钓鱼的湖泊、攀爬的树木和陪他们奔跑玩耍的动物——简而言之，他们需要一个《汤姆·索亚历险记》中的世界。因为大自然和与动物的接触为他们提供的是一个经历了数千年尝试和考验的发展空间。

我们在儿童时期能够获得许多关于动物的美妙体验，这其实已经为未来的生活提供了宝贵的经验。这些宝贵的经验是我们在面对危机时可以倚靠的。今天，与动物接触会使我们的身体记住这些早期的愉快感受，这创造了一个可以使动物的疗愈力量在其中更快、更有效传播的共鸣空间。

动物不也是危险的吗？

当我们为父母们在买狗方面提供建议时，我们常常惊讶地发现，父母们往往只从风险的角度来考虑与动物的接触。根据儿科医生赫伯特·伦兹－波尔斯特的观点，这背后的原因是，父母们往往不询问他们的孩子被如何激发、变强或鼓励，而总是问什么可能会阻碍、削弱或伤害他们。

因此，我们常常首先被问及，孩子们与狗一起玩是否危险，以及他们可能会被蜱虫叮咬的风险有多大。更甚者，人们会思考如何确保狗不会咬伤或抓伤孩子，或者在大动作的游戏中孩子是否会摔倒在动物身上。人们还会思考狗可能传播哪些疾病，或者它们是否可能引发过敏。只有在这些问题被解决之后，父母们才会询问养狗会为孩子的发展带来怎样的机会。

当然，宠物可以传播各种疾病病原体。不幸的是，目前很难获得可靠的数据，以确定此类感染实际的发生率。这是因为，一旦患上疾病，通常是很难确定传播的确切方式的。无论如何，我们可以确定的是，5 岁以下的儿童、免疫系统受损的患者和孕妇是最容易感染动物源性疾病（即通过动物传播病原体给人类）的人群。此外，这些人患上疾病时可能更严重，症状持续时间更长，或更容易出现并发症。

几乎所有的宠物都可能传播疾病：狗、猫、鸟类、啮齿类动物如老鼠或仓鼠、爬行动物和两栖动物。病原体既可以通过咬伤和抓伤传播，也可以在接触宠物粪便、清洁笼子和饲养箱时，或者当饲主允许宠物舔他们的脸部时传播。

如果您现在非常担忧，那么您就错了。事实上，与父母的虐待行为相比，动物源性传染病或狗咬伤带来的伤害要轻得多，严重的疾病通常是孩子从学校和幼儿园带回家的。此外，遵守一些简单的规则，如定期带宠物去兽医那里，以及在与宠物亲密接触后洗手，可以将风险降低至几乎为零。我们总是告诉父母们：权衡一下，冒一个小小的风险，就可能获得一个机会，让您的孩子交到人生中的一个朋友。

073   童年时，我们几乎总是弄得脏兮兮的，不得不在家门口脱掉外套、毛衣和裤子。因此，根据经验，我们认为玩泥巴有益健康。雷纳的祖母也早就知道："挖脏土，壮一年。"（德国谚语）她说得并不全错。因为科学已经证明，与宠物一起长大的儿童比那些没有宠物的同龄人拥有更强大的免疫系统。为什么会这样呢？通常在土壤中发现的细菌在养狗和养猫的家庭中更常见，而在没有宠物的家庭中较少。宠物的存在还会影响细菌的多样性和种类，甚至连电视屏幕上也会有更多的细菌。因此，动物是细菌的传播媒介，但这其实是有益的，因为它们可以激活我们的免疫系统。当我们接触这些细菌的代谢产物时，我们的免疫系统会立刻进入高度戒备状态，这正是使免疫系统变得更强大的方式。因此，早年与动物有接触的儿童可能较少患过敏症或哮喘。[34] 与宠物密切接触时，我们血液中的免疫细胞数量也较少偏离理想值。

在一项涉及大约 1000 名儿童的研究中，苏黎世大学的研究人员发现，那些还没出生时他们的母亲有在农场居住或工作经历的儿童，更不容易患上神经性皮炎（Neurodermitis）。在他们出生后的前几年，他们罹患这种疾病的概率只有没有接触农场动物或猫的儿童的一半。随后，德国的研究人员对农场内家居灰尘中的微生物进行了调查，发现儿童房间和床垫中有特别多种类的细菌和真菌。研究人员发现，微生物种类越丰富，年轻居民罹患哮喘的概率就越低。因此，这一研究推翻了以往的看法，即接触动物尤其是家养动物会引发过敏症，尤其是哮喘。

立刻养一只宠物？

动物对儿童成长的重要性不容忽视，很多孩子希望像长袜子皮皮（Pippi Langstrumpf）一样在阳台上养一匹马，或者非常希望拥有一只狗。

然而，在决定家庭适合养哪种宠物时，更重要的不是孩子的愿望，而是确保宠物的习性和需求与家庭的日常生活相匹配。养宠物需要每天喂养和照顾，每个家庭都必须考虑是否有足够的时间和空间来满足这些需求。有一些因素是需要考虑的：养狗会弄脏家里，会有气味，不论天气如何都需要出去散步；养猫会脱毛，但猫性格独立，实际上只需要人类为它打开罐头食品；养马需要巨额的维护费用，大部分时间都要待在马厩里，马还会产生很多粪便。养宠物总是需要花费金钱和时间的，它们需要被照料，甚至在度假时也一样，这也就意味着承担大量的责任，而且要持续多年。

需要决定是否为养宠物承担责任的不是孩子，而是父母，尤其当孩子还很小的时候。正如我们的培训参与者艾米丽告诉我们的，她 10 岁的女儿米娅为了养宠物承诺了一切："我会带它去见我的朋友，我愿意放弃零花钱，以确保它有足够的食物。"当然，她没有完全履行自己在兴奋中所承诺的一切。当在互联网上看到一个养宠物的承诺时，父母需要考虑到这一点：孩子们会承诺，爸爸妈妈几乎不用管狗，不用给狗洗澡，当然更不用清理狗屎。但这些承诺在米娅身上都没有兑现，因为孩子就是孩子。

那么父母可以做什么呢？难道就不养宠物吗？不，答案是宠物也是父母的宠物，养宠物同样是父母的工作。

米娅会和她的猫波利玩耍，亲昵互动，还与它分享秘密。米娅的父母艾米丽和托比亚斯得确保波利能够享受户外时光，得到足够的食物，猫砂盆一直保持清洁，而且确保所有必要的疫苗和医疗检查都按时完成。他们很高兴米娅偶尔会兑现她的承诺，给波利喂食或帮忙清理。

父母不应对他们的孩子期望太高。在我们的咨询中，有时我们会发现父母对未来的宠物期望过高。有时候这甚至过分，尤其在养狗方面，我们感觉有些父母认为狗应该是最好的榜样、杰出的教育者、最好的游伴、最忠实的朋友、最坚定的倾听者。动物在许多方面表现得很好，但它们仍然只是动物。它们以自己的方式成为朋友、伙伴、玩伴、协同教育者、倾听者和榜样，偶尔会发出提醒和警示，时而多些，时而少些。但它们肯定不是可以随意丢弃的活玩具，而是需要人们负责照顾多年的有感情的生物。

无论如何，艾米丽和托比亚斯在家里迎来猫咪之后，除了意识到养宠物确实需要付出不少努力以外，还注意到米娅发生了一些小的变化。他们发现米娅早上会早点起床，专门和猫咪亲昵互动，晚上最后一句晚安问候通常是给家里那个毛茸茸的伙伴的。儿童房间里会不时传来笑声，那是米娅在试图阻止猫咪破坏她的作业本子。

医生和精神分析师亚历山大·米彻利克（Alexander Mitscherlich）精辟地总结了动物对儿童健康发展的重要性："年轻的人类还相对缺乏高级思维能力，他们在很大程度上是由冲动驱使的游戏者。因此，他们需要同类，也就是动物和其他基本元素：水、泥土、灌木丛、活动空间。你也可以让他们在没有这一切的情况下成长，只有地毯、布娃娃或铺着柏油路的街道和庭院。他们可以幸存下来，但如果他们以后不能学会某些社会基本技能，请不要感到惊讶。"

儿童与动物？这是我们可以想象到的最美好的联系。这极大地促进了儿童的发展。

03
与动物一起生活更健康

如今，人们对大多数宠物寄予了特别高的期望。关于狗，我们了解到如下数据：几乎所有人都希望通过这些毛茸茸的伙伴获得更多的运动，超过一半的人期望狗能帮助他们有一个更健康的身体，包括帮助他们降低血压，1/3 的人们期望狗能帮助他们减轻体重。[1] 这些是有关身体健康的数据。至于精神层面，几乎所有的人都希望狗能带给他们更多的欢乐，3/4 的人希望狗能让他们减少压力，超过一半的人希望在狗的陪伴下更少感到悲伤。此外，人们还期望养狗能为他们的社交生活带来新活力。许多人希望狗能陪伴他们，并通过养狗认识更多的人，改善与邻居的关系，甚至有人梦想通过养狗建立新的伴侣关系。这些都是我们期望那些汪汪叫的、喵喵叫的、啾啾叫的伙伴能够为我们实现的目标。它们能够实现吗？您可以在接下来的章节中找到答案。

通过我们最好的朋友保持一颗健康的心

在德国，每年有超过35万人因为动脉被堵塞或血液供应受限而死于心血管系统疾病。通常与这些死亡情况相关的风险因素有缺乏运动、吸烟和不健康的饮食等。

也许你现在会想："心脏病和动物有什么关系？除非遇上狗不小心冲上繁忙的街道时，心脏才会停止跳动吧。"但实际上，它与动物有更多关系，比你想象的还要多。

正确的问题带来的好运

在20世纪70年代末的纽约，来自马里兰大学医院的医学社会学家埃里卡·弗里德曼（Erika Friedmann）与她的同事詹姆斯·林恩（James Lynn）和阿伦·卡彻（Aron Katcher）对一个引人注目的主题展开了研究：是否有某些因素可以用来预测心脏病发作一年后患者的健康状况。为了回答这个问题，研究小组请病人在接下来的12个月里进行定期健康检查。

12个月后，在分析第一批数据时，他们感到很失望，因为他们无法筛选出真正重要的因素。但是，其中一个因素为是否拥有宠物，这似乎是出于巧合出现在庞大的问题清单中的。埃里卡·弗里德曼并不真正相信宠物会影响康复，但既然提出了这个问题，她就对此进行了分析。当看到计算机上的数据时，科学工作者们目瞪口呆。因为在那一年内，没有宠物的患者中有大约 1/3 的人去世，而拥有宠物的患者中只有大约 1/5 的人去世。

埃里卡·弗里德曼想知道，除了拥有宠物之外，是什么使宠物主人有更健康的身体和更长的寿命。也许宠物主人经济状况更好，他们的饮食更健康，或者他们本来就更健康。尽管埃里卡·弗里德曼多次使用计算机分析数据并采用复杂的统计方法，但结果仍然是一样的：没有其他特征能够比与宠物共同生活更好地对这些病人的存活做出预测。[2]

看起来，这些结果不仅给公众留下了深刻的印象，也给专家们留下了深刻的印象。这是首次以科学的方法证明，宠物可以对我们的健康产生有益的影响，甚至对严重的疾病如心脏病发作产生有益的影响。

随后的研究也证实了这些结果。研究人员再次对出院的心脏病患者进行研究，结果，拥有狗的患者中只有 1% 的人去世，而没有狗的患者中有近 7% 的人去世了。根据医生的评估，他们所有人的存活概率是相同的。

瑞典科学家进行的一项大规模研究也得出了类似的结果。他们在超过 12 年的时间里调查了 300 多万成年男女的健康状况。除了许多其他问题之外，还调查了参与者是否拥有狗。结果再次令人震惊，特别是对于单身人士。通常情况下，在心血管疾病方面独居的单身人士属于高风险人群，但独居的人如果与狗一起生活，他们患心血管疾病的风险就会降低1/3。死于心血管疾病的风险也减少了超过 10%。

诚然，并不是所有的研究都得出了同样令人信服的结果，也并不是所有的参与者都受益，而且这种积极的影响似乎主要适用于狗主人，因为他们在心脏病发作后比猫主人活得更长。[3]但猫也在一定程度上有助于减轻主人的压力和焦虑，降低他们的血压和心率，从而防止心脏病发作。明尼苏达大学的阿德南·库雷希（Adnan Qureshi）教授对超过4000名成年人进行了研究，他们当中大约一半拥有猫。在10年的时间里，猫主人的死亡率不到4%，而无宠物者的死亡率接近6%。[4]虽然影响不是很大，但确实具有统计学上的显著性。

动物使我们保持活力

弗里德曼的开创性研究为人所知后，研究人员开始调查养狗对健康产生积极影响的确切原因。

有明显的证据表明，宠物对我们的心血管系统会产生积极影响是因为它们让我们生活得更加积极。每周只需要150分钟的运动就足以对心血管系统产生积极影响，并预防许多慢性疾病，如糖尿病或癌症。此外，研究表明，每天在新鲜空气中锻炼的人免疫系统更强大。

我们也喜欢懒洋洋地坐在家里的沙发上。尤其是下雨刮风的时候，我们渴望躺在沙发上喝杯热茶，看着雨滴慢慢地从窗户上滚下来。只不过，即使我们偶尔想要这样做，也敌不过小狗廷巴那恳求的眼神。于是我们只好穿上雨衣和胶靴出门，不管是下雨还是下雪。

科学也知道这一点，因为养狗的人每天平均运动30分钟，比不养狗的人坐在沙发上的时间更少。[5]养狗的人比不养宠物的人更有可能听从医生关于锻炼的建议。超过一半的狗主人实际上每周会带着他们的狗出去呼吸新鲜空气4次，总时长超过2.5小时。乍一看这似乎不算什么，但如果你将狗带来的运动乐趣与其他增加运动的方法进行比较，就会发现差距是巨大的。遛狗可能是避免成为沙发土豆的最有效方法。不仅仅是在阳光灿烂、天空蔚蓝的时候，作为狗主人，我们也会在寒冷、潮湿和黑暗的日子里待在外面。像遛狗这样简单的事情就能帮助人们加强身心活跃，真是令人惊奇。被另一个生物激励运动是一个重要的激励因素，未来，人们应该更有效地利用这一因素。

狗主人不仅身体更加活跃[6]，而且生活得更健康[7,8]，因此超重的可能性比较小。[9]苏格兰的医生们已经在处方上开出"在大自然中的时间"了，也许应该给那些不运动的人开一个养狗的处方来鼓励他们多多运动？

这正是宾夕法尼亚大学动物伦理与福利教授詹姆斯·瑟佩尔（James Serpell）和他的同事研究的问题：久坐的人养了宠物以后真的身心会更加活跃吗？为此，研究人员对一组最近收养了狗或猫的志愿者进行了为期10个月的观察，并将他们与无动物组进行了比较。结果也很明显：狗主人更舒服、更自信，运动也更多。总体而言，他们的健康状况更好了，去看医生的次数也减少了。对于猫主人来说——不幸的是，亲爱的爱猫人士——健康益处微乎其微。我们将在后面的章节中更详细地描述狗和猫带来的不同影响。

不仅仅是养狗的人，拥有驴、马或羊的人更有可能出去呼吸新鲜空气。据我们所知，目前还没有这方面的科学研究。但我们的日常生活清楚地说明了这一点：把干草堆成堆、填充饲料袋、修刮蹄子、刷掉皮毛上的污垢和灰尘、收割牧场、远足，这些事务贝蒂娜每天都要忙上两个小时——这是一种舒缓的锻炼。

但要小心，这世界上"狗主人"和"狗主人"是不一样的。在研究过程中，我们发现了一张互联网上的照片，照片下面标注着"遛狗"：一名明显超重的男子，穿着背心和短裤，盯着电视、喝着啤酒、吃着薯条。旁边拴着他的牧羊犬，这只牧羊犬正在跑步机上散步。诚然，这是一个极端的例子，但有些狗主人总想偷懒。有些人很少带狗出去，或者出去的时间很短；对有些人来说，散步就是散步，而不是健康锻炼。结果是，这些人不能从与四足朋友的互动中获益。

显然，动物激励我们进行更多的运动，但我们的宠物做得更多，大大增加了我们拥有更长寿命的机会，并保护我们免受心脑血管疾病的侵害。

动物是降血压的良药

高血压是心脏病和中风的一个特殊危险因素。全球每三个成年人中就有一个受到高血压的影响，随着年龄的增长，人群中高血压患者的比例更是明显增加。[10]

有一种简单的方法可以降低血压：养宠物。埃里卡·弗里德曼带领研究小组还进行了一项长期研究，他们观察了60多名正在服用降压药物的老年人。其中一半是宠物的主人，另一半没有自己的宠物。在研究期间，他们定期测量血压，并记录他们的体育活动和心情。该研究的结论很明确：养狗对降血压有非常积极的影响。

不仅是狗，猫也能降低我们的血压。因为另一项研究表明，拥有狗或猫的夫妻的舒张压和收缩压都明显低于没有宠物的夫妻。[11]

宠物对降低血压的效果确实非常明显，这一点通过纽约布法罗大学的凯伦·艾伦（Karen Allen）进行的一项研究得到了验证。[12] 她找到了30名愿意领养一只来自动物收容所的狗的轻度高血压患者。被随机选中的一半参与者立即领养了狗，另一半参与者必须等待5个月之后才能领养狗。在此期间，两组参与者的血压值得到了系统性的记录。在研究开始时，两组参与者有相似的血压值，但在研究开始后的2个月和5个月，拥有狗的一组血压明显降低。有趣的是，当其他15名参与者也带狗回家后，血压值又变得接近了。[13]

抚摸狗或猫对身体和心灵都有益处。它对人体具有镇静作用，使人的心脏得以放松。血压下降，我们平静下来，可以愉快地度过每个晚上。

动物是"压力缓冲器"

压力使我们的血压飙升。不幸的是，我们的应激反应却自古以来几乎没有改变。在过去，迅速准备好进入战斗或逃跑是有意义的，因为石头后面可能会突然出现一只掠食动物，但在现代至少在这方面相对和平安全的环境中，这种应激反应会威胁我们的健康。今天，让我们感觉危险的通常只有不明确设定目标的老板，看医生要排的长队，对自己的高要求以及日常的交通堵塞。与古代人不同的是，现代人通常不能逃跑，也不能与这些问题战斗。因此，压力应激反应释放的能量通常会反过来作用于我们自己的身体。

因此，凯伦·艾伦及其团队不禁思考，狗是否也能帮助人们减轻压力呢？为了调查这个问题，他们对应激情境中的女性进行了研究。研究人员让一些女性完成一项复杂的心算任务，这是众所周知的会使血压上升的情境。这些女性是在自己的狗或最亲密的人类朋友的陪伴下完成这项任务的。结果表明，狗的陪伴使血压的上升程度明显减弱，而朋友的陪伴并没有带来支持，血压明显上升。[14]

接下来，研究人员重复了这项实验，但这次他们将伴侣（尽管伴侣们都试图表现出友善和支持）的减压效果与狗的减压效果进行了比较。实验再次显示，狗的减压效果比伴侣更好。在有伴侣陪伴的情况下进行心算时，收缩压上升了近30%，舒张压上升了25%。然而，在狗的陪伴下，这两个数值只上升了4%。这明确表明，宠物的存在会对减轻压力产生积极作用。

得出这样的结果后，研究人员想要进一步确认，因此他们研究了一个特别容易受到压力困扰的职业群体——证券经纪人。首先，他们让证券经纪人经历了一项使血压升高的压力测试。然后，他们将参与者随机分为两组：一组养狗或猫，另一组没有宠物。6个月后，他们请参与者再次参加一个压力测试——要求他们分析他们所承诺的股票收益无法实现的原因。结果发现，拥有宠物的参与者，血压上升幅度只有没有宠物的参与者的一半。在没有参加压力测试的情况下，宠物依然对心血管系统产生了积极的影响。

我们与宠物的关系越密切，减压效果就越好。以色列赫兹利亚中心（Herzliya Center）的心理学家西格尔·齐尔卡－马诺（Sigal Zilcha-Mano）及其同事在逾280位养狗和养猫的宠物主人中进行了科学验证。他们首先让志愿者填写了一份问卷，以了解他们与动物的亲密程度。[15] 然后，他们让120名宠物主人参与一个有应激情境的实验，在这个情境中，被测试者必须完成一项具有挑战性的语言测试。当被测试者在宠物的陪伴下完成任务时，血压的上升幅度较小，因为他们比那些与自己的宠物没有接触的被测试者更少地感到紧张。事实上，减压效应在很大程度上取决于主人与他们的宠物伙伴的亲密程度，即主人与宠物们的情感联结有多深。

动物是避风港

我们的世界变化迅速，混乱不堪，充满压力和逃亡，因此，对许多人来说，与大自然尤其是与动物的接触，已成为高度技术化、高度组织化的生活中的避难所和避风港。我们渴望情感上的安全、归属和心理休憩。如果这些需求不能得到满足，我们会感到不完整，通常会留下一种空虚、悲伤和毫无意义感。

在这种情况下，与动物的相处是舒适的，可以非常好地满足我们的需求。[16] 然而，为什么人们对自然的需求如此强烈呢？哲学家弗里德里希·尼采说："我们之所以喜欢置身于大自然中，是因为大自然对我们没有期待。"植物和动物对我们没有期望，动物和大自然是日常生活中可控制世界的反面。

我们的建议是，当你感觉糟糕的时候，尽量不要打开收音机、电视、电脑和智能手机。如果你感到疲倦、情绪低落，就进行一次与媒体的"断舍离"。带上你的狗，走出家门，去田野、森林和草地中漫步。

即使你不喜欢运动，你也可能从饲养动物带来的有益效果中受益。因为现在有充分的证据表明，一只温和、松弛的动物的陪伴可以降低血压和心率。

四足的朋友们不仅会影响我们的血压，看见它们时我们的大脑活动还会发生改变。通过正电子发射断层扫描进行的一项复杂研究可以使大脑内的新陈代谢过程可见，结果表明，家庭中狗的存在主要是通过关闭负责情感压力的大脑区域来显现的。[17] 因此，当我们真正参与其中，沉浸于与我们的宠物接触时，我们的身体和心理会"重置"。这样我们就可以清醒头脑，保持正念，不被工作压力或未来的问题所困扰。

著名的电影导演阿尔弗雷德·希区柯克也是如此，人们很难想象他将动物视为放松和减轻恐惧的方法，特别是当我们想到电影《群鸟》（*The Birds*）时。好莱坞唯一敢做加里·格兰特和格蕾丝·凯利不敢做之事的大概是莎拉，它敢于违抗希区柯克的命令，睡在主人和女主人之间自己的枕头上。令人难以置信的是，希区柯克会在黑暗中颤抖，极度恐高，害怕其他人。搬到美国时，他害怕新世界。他的狗用镇定与平和在整个旅程中给予他一些信心，支持他没有在压力中崩溃。[18]

宾夕法尼亚大学的阿伦·卡彻和艾伦·贝克（Alan Beck）对动物的放松作用进行了科学研究。他们让患者在一间等待室等待，等待室里要么有一幅印有山景的海报，要么有一个水族箱。能够观察鱼的患者在随后的治疗过程中体验的焦虑更少，认为治疗过程不那么令人不愉快，而那些观看山景的患者，焦虑明显增加。鱼是如何引发这种变化的呢？艾伦·贝克认为，鱼的轻缓动作类似冥想。贝克认为，轻柔摆动的植物和平静游动的鱼，是和平与和谐的象征，这在我们的进化历史中根深蒂固，使我们陷入一种深度放松状态。这一切也适用于观看关于鱼、鸟类甚至猴子的电影，只要你放松下来，血压和心率都会下降。难怪动物电影如此受欢迎。

美国的研究人员雷切尔·卡普兰和史蒂文·卡普兰夫妇（Rachel and Steven Kaplan）提出了一种可能的理论，即所谓的"注意力复原"。在日常生活中，卡普兰夫妇认为，我们通常只将注意力集中在一个任务上，比如阅读文档。但我们只能集中精力很短的时间，然后注意力就会下降，如果还有电话、短信或电子邮件让我们分心，那么下降的速度会更快。

我们的专注力储备早晚会枯竭，就像高负荷使用的电池一样。然而，在大自然中，我们可以重新获得注意力，并且不需要有目标地集中注意力，负责注意力的大脑区域可以得到恢复。卡普兰夫妇将这个过程称为"柔性吸引"。每一个曾在森林、山脉或海边让视线随性驻留的人都知道这种魔力。

不仅风景能够为我们"充电"，放松的动物也可以。它们向石器时代的猎人发出信号，表明没有危险。你可以放松，休息一下。对于现在正在地铁里的我们来说，情况也不会有太大不同。谁不曾感受到一些放松的动物带来的深层吸引呢？

这也是毛茸茸的动物们越来越多地进入办公室的原因。谷歌宣布"我们是一家狗狗公司"，他们认为狗已经成为公司文化一个不可或缺的部分。不过，谷歌并不是唯一这么做的公司。在西雅图的亚马逊公司和位于弗尔登（Verden）的火星控股公司中都有狗跑来跑去。已经有 1000 多家公司参加一年一度的"狗狗同事"活动，从小企业到大型保险公司不等。研究表明，办公室中的狗对公司的业绩会产生积极影响。弗吉尼亚联邦大学管理学教授兰道夫·巴克尔（Randolph Barker）发现，办公室里有狗时，即使没有实际与狗互动，员工的压力水平也会显著下降。如果人们能感到自己与一个可信赖的生物在一起，并且与它处在一种令双方都愉快的氛围中，就会对健康有益，因为这样可以感受到平静和与它的联结。[19]

我们的四足朋友可以帮助我们减轻急性压力，它们所起到的缓解压力的作用，比任何好朋友都有效。对许多人来说，养宠物和抚摸宠物是一种安抚方式，即使对那些实际上并没有感受到压力的人也是如此。

通过动物戒烟

每天只吸一支烟的人患上严重的心脏疾病或中风的风险已经大大增加。因此，值得探究一下的是，动物是否可以帮助人们戒烟呢？

很多吸烟者会因为要保护他们的宠物而更有戒烟的动力。在英国杂志《烟草控制》(Tobacco Control) 发表的一项调查中，大约 1/4 的吸烟者表示，如果可以使他们的宠物因此免受癌症的侵害，他们会戒烟。[20] 您可能不会相信，只有 2% 的人愿意为了他们的孩子而戒烟。此外，超过 10% 的人考虑出去吸烟，以保护狗、猫或鸟免受二手烟的侵害，还有另外将近 10% 的人会请他们吸烟的伴侣出去吸烟。因此，医生和心理治疗师应该让狗狗和猫猫参与进来，以激励他们的主人戒烟。

被动吸烟对人的危害已经得到明确证实，研究同样显示，被动吸烟也与动物患上癌症有关：在猫身上，淋巴结癌很常见，而狗经常患上肺癌和鼻癌。此外，狗可能还存在明显的过敏反应迹象，鸟儿可能会患眼疾。然而，只有很少的吸烟者意识到他们的行为会使他们的宠物面临健康风险。所以，亲爱的吸烟者们，这是戒烟的又一个动力。

大自然、生物亲和与幸福感

超过90%的德国成年人需要大自然和动物，以获得幸福感，这是除了友谊关系、有意义的工作和有趣的爱好之外的一种需求。这似乎是如此的理所当然，以至于科学几乎忽略了自然和动物的影响。当我们寻找实证研究时，我们很快就会找到关于自然疗愈的早期研究之一。这项研究发表于1984年的《科学》杂志上，被专业人士称为"窗外研究"。[21]该研究对比了46名新近接受手术的病人的康复情况。一半的病人从医院床上看向一堵砖墙，另一半看向树木。看树木的病人需要较少的止痛药，并发症更少，并且能够提前出院。

后来，在2008年的一项研究中，医生李清（Qing Li）对日本人口的健康数据进行分析，发现在没有树木的地区，死于癌症的人明显更多，即使在排除了许多其他潜在影响因素之后也是如此。[22]有树木园艺的工作场所，生产率也会提高，如果通过窗户看到的是树木、草地和动物，而不是墙壁或街道，员工也会感到更加愉悦。[23]因此，大自然比城市景观更适合我们从日常压力中恢复，而与大自然接触和与动物亲近的人们则更加健康和幸福。

动物是心灵的安慰剂

在研究并撰写本书的过程中，我们认识了萨宾·克纳（Sabine Kerner）。因为我们通过与我们关系良好的狗狗学校寻找与自己的狗有特殊关系的人，所以她联系了我们。我们在巴登-巴登的一个咖啡馆与她见了面。

现年48岁的萨宾领养威斯提梗犬亨利已经四年半了。当初，萨宾真的很想养一只狗，因为她害怕变得抑郁。她因职场霸凌而失业，迫切需要一份新工作，最重要的是，她的日常生活需要更有条理。"亨利就是这样进入我的生活的，"萨宾告诉我们，"多亏了它，我的生活再次变得阳光明媚。它给了我生活的支持和快乐，因为它给了我全部的爱。"同时，亨利也要求得到萨宾的关注，让她感受到自己被需要。任何养有宠物的人都无法避免地要照顾它们。养狗的人不再只对自己负责，还要对狗负责。特别是，对另一个生物的责任以及由此带来的任务可以帮助预防抑郁症。"自从亨利和我生活在一起以来，我的睡眠又恢复正常了。"萨宾现在每天早上都必须出去遛亨利。"无论我喜欢与否，无论我是否想继续躺着。"对于容易患抑郁症的人来说，早上起床通常很困难。但萨宾说："散步之后——无论天气如何——我就醒了，准备好迎接新的一天。"亨利以各种方式照亮了萨宾的生活。它忠诚、以人为本、喜欢亲热，是萨宾在世界上最喜欢的狗。当亨利来到家里时，萨宾被迫安排自己的日常生活，当她胡思乱想时，亨利很快将她带回现实。"亨利爱我本来的样子，无论我感觉如何。"萨宾继续说道："当我感觉糟糕时，它会陪在我身边，让我知道它就在那里。"

动物还可以做更多的事情，它们不仅可以预防抑郁，还可以缓解抑郁。雷纳有一次在等候看牙医时，翻看那里的杂志，发现了一个与动物和心理疾病相关的精彩故事。您是否认识《星球大战》中那位叛逆、欢乐的公主莱娅？那么您一定也认识这个角色的扮演者凯丽·费雪（Carrie Fisher），她对这个角色的演绎被载入电影史。但您是否知道，她于2016年12月去世时并不孤独。她的狗狗加里，一直忠实地守在她的床边。在2013年接受《人物》杂志采访时，凯丽·费雪说："我患有精神疾病。我可以说出来。我不为此感到羞耻。我活了下来，并会继续活下去。"这位好莱坞明星患有双相情感障碍，她以非常坦诚的态度面对这个问题。鲜为人知的是，她是在她的法国斗牛犬加里的陪伴下度过了生活中的困难阶段。她曾经说："加里就像我的心，它属于我，帮助我冷静下来，平复情绪，找回自己。"她坚信，自己之所以能够克服酒精依赖、药物成瘾和抑郁，都是因为加里一直陪伴在她身边。

除了帮助缓解抑郁，动物的存在还能减轻恐惧，这甚至对像超人这样的钢铁硬汉也是如此。超人可以飞得比子弹还快，但是扮演这位超级英雄的英国演员在上飞机时却需要一只狗的陪伴。这是一个不寻常的组合。扮演超人却有飞行恐惧症的，正是英国演员亨利·卡维尔（Henry Cavill）。凭借他那标志性的下巴和自信的风格，他是完美的超人。尽管如此，他只能在他的阿基塔犬卡尔-艾尔的陪伴下登上飞机。卡维尔需要他狗狗的情感支持，以免在空中惊恐发作。他通过抚摸着狗柔软、蓬松的毛发平静下来，从恐惧的思维中分散注意力。[24]

我们自己知道，许多名人也都知道这一点，科学也证实了：动物对我们的心灵有益。如果我们养宠物，我们就不太容易遭受抑郁情绪的困扰，而且总体上感觉心理更健康。例如，没有狗的艾滋病患者患抑郁症的可能性是有狗患者的三倍。此外，养狗的人在面对压力时也更有抵抗力。[25]

"作为一名艾滋病毒阳性者和一名狗主人，我并不对这个结果感到惊讶。"美国艾滋病运动的领军人物冈纳·弗里森（Gunner Friesen）说："我的狗卡斯特罗给了我安慰、爱和幸福感。特别是在压力大的时候，它在办公室陪伴我，真是太好了。一只坐在膝盖上，我可以抱抱的狗，比捏压力球要好得多！卡斯特罗还帮助我与他人建立联系，让我从社交恐惧中走出来。"

特别是对于老年人来说，与动物为伴具有极好的疗效。波恩大学退休的心理学教授赖因霍尔德·伯格勒及其团队提出了一个问题：在获得一位动物室友后，老年人的生活会发生怎样的变化？研究人员向一家养老院的居民询问了许多问题，如他们的生活情况、生活质量和健康状况。在谈话结束时，他们还询问居民是否可以想象自己照顾一只鹦鹉8周。结果，所有受访者都非常想要一个叽叽喳喳的室友。然而，因为需要一个对照组，研究人员不得不通过抽签决定饲主。

在第一轮调查中，居民们对自己的生活表达了较为消极的看法。他们说自己情绪低落，很少有社交活动。然后，叽叽喳喳的小伙伴们搬了进来。研究人员很好奇，这些小伙伴是否真的会成为"没有副作用的药物"。8周后，答案非常明确：居民们更有动力活动，重新感受到了挑战和被需要。已经中断的社交活动和联系被重新唤醒，老年人开始更频繁地互相拜访，因为他们现在有了许多新鲜和愉快的事情要分享，而疾病话题退居二线。这也使他们与熟人和家人联系得更加频繁，因为他们可以分享关于新来的有羽毛室友的故事。还有许多其他的变化：孤独和被遗弃的体验感显著减少。居民们体验到更多的快乐、乐趣和幸福，他们的愤怒也消失得更快。养老院居民看医生的次数减少，药物摄入量减少。研究结束时，所有获得鹦鹉的养老院居民都非常想要保留他们的鹦鹉，甚至愿意花钱买下。

动物对于改善养老院或医院的氛围有着显著的作用，巴塞尔一家精神病医院的例子证明了这一点。在这家医院，那些住在有猫病房的患者比那些住在无猫病房的患者更加轻松。而且，他们对自己的治疗更加满意，认为医院总体更好，对他们的休闲选择、公共区域以及对护理人员与心理治疗师的评价更高。唯一没有受猫影响的是他们与医生的关系。[26]

我们已经看到，狗、鹦鹉和猫能够改善心情。因此，当成名于《曼塔，曼塔》（Manta Manta）或《银行女郎》（Bank Lady）的女演员娜达莎·布伦尼克（Nadeshda Brennicke）说"我的马就是我的心理治疗师"[27]时，看起来并不是开玩笑或自嘲，这背后也不是一种做作，科研人员在《医学人类学季刊》（Medical Anthropology Quarterly）上发表的一项研究证实了这一点。[28]他们对 50 名拥有马匹的女性进行了所谓的深度访谈，结果发现，这些女性几乎都毫不夸张地认为，她们的马对她们来说就像心理疗愈师："那是快乐。

那是治疗。"骑马对她们来说就像是"去看精神科医生或去见心理咨询师"。"没有马，我的生活就会很糟糕，我会觉得没有乐趣。""如果我没有马，我可能早就精神崩溃了。"显然，马对人们有着特殊的影响，马的主人在与马相处时会感到内心平静。《我的马》（ *Mein Pferd* ）杂志的编辑拉拉·瓦瑟曼（ Lara Wassermann ）在她的博客中写道："我把车停在院子里，打开驾驶室的门。马厩中特有的气味立刻环绕着我，我对工作和压力的最后思考，就像我到目前为止还算整齐的发型一样，被吹走了。至少我的马从窗户里投出的目光，把我带到小马农场的世界，让我忘记了其他所有事情。这就像是一种心灵的疗愈。"[29]

为什么动物可以疗愈我们的心灵？答案显而易见。在日常生活中，我们主要被技术包围，整天都在电脑屏幕前度过，智能手机随时陪伴着我们，我们通过表情符号来表达我们的情感。这些都不是对灵魂的疗愈。然而，我们的宠物却能直接、即时地表达它们的情感，无偏见、无条件地给出它们的爱，不求回报。它们具有一种特殊的建立联结的能力，这种能力为我们打开了通往情感世界的大门，通向爱和幸福。

动物社会工作者

在一个寒冷的冬夜，我们坐在房间里的瓷砖壁炉旁，和雷纳的母亲谈论人和动物。雷纳谈论科学研究，他90岁的母亲分享她的人生经历。

"我很早就知道动物对心灵有很好的影响，而树木可以给你力量！当你心情不好的时候，抱抱一棵树，把头靠在树干上，你就会感受到它所带来的力量。当我感觉不舒服时，我的马也会折腾。有多少次我把头靠在祖娜的脖子上。多少次她用舌头让我明白一切并不像看上去那么糟糕。没有桦树或苹果树，没有马，我就没有力量主宰自己的生活。我常常濒临放弃，但它们给了我继续前进的力量。帮助我的不是人，而是马和树。"

动物是对话伙伴

对于雷纳的母亲来说，她的马已经成了她重要的情感支撑。她进入动物的非语言世界，所以能够与它们进行真正的交流。在与动物的接触中，人们掩饰或隐藏情绪是不可能的。人们不能——也没有必要——在他们的马面前假装。当家庭发生矛盾时，虽然他们自己会感到沮丧，但马并不会认为他们是失败者或弱者。这也是雷纳的母亲在她的马的行为中感受到无条件的爱和宽容的原因。动物们无声地向她传达一些真诚和诚恳的东西，而这一切正是人类关系中经常缺失的。

根据已故心理学教授艾哈德·奥尔布里奇（Erhard Olbrich）的说法，动物要求人类与它们建立和谐的关系。[30]这是很有帮助的：人类对动物的反应越敏感，就越需要面对自己的感受和情绪，这也使人类的感受和行为和谐一致。这是从"你认为你是谁"到"你是谁"的道路。

与动物的密切接触需要对其身体语言拥有高度的同理心和敏感性。根据我们的经验，这种能力既是福也是祸。由于我们在日常生活中无意识地运用了从动物身上学到的东西，因此我们比其他人更关注人际关系、诊所的气氛以及与其他人的沟通。但这往往很累，而且只有在某些情况下才有意义，因为我们的同事或朋友都以复杂的方式进行交流，很少清楚明确地说出他们需要什么才能快乐，所以在人类交流的迷宫面前，我们常常无所适从。

动物是完全不同的——它们的身体语言更容易被理解，因为动物没有我们人类那么多面。此外，它们明确且清晰地表达它们的需求，因此很少让人无所适从。因此，真实、直接的动物清楚地表达了它们的需求，让我们感到幸福和快乐。

对于雷纳的母亲来说，与她的马对话比与人对话更容易。这是为什么呢？首先，动物生活在当下，这是一件好事，因为具有决定意义的是当下的情况，而不是过去。其次，群居动物天生就会对我们表现出真正的兴趣并愿意共情。再次，当动物将自己表现为一个有需求、会表达感受和有弱点的生物时，也让我们学会接受自己的本来面目，包括我们所谓的坏品质和弱点。最后，动物珍视我们，因此也让我们学会珍视自己。

但是，有帮助的并不是动物本身，而是与动物的对话。因为与动物对话本质上就是在与我们自己对话，尽管对话的对象是活生生的动物。这是人们澄清自己的感受和想法的重要时刻。[31] 这就是疗愈。

动物是家庭的一部分

因此，不足为奇的是，如今我们家庭中毛茸茸的伙伴通常是最重要的，甚至对许多人来说是唯一亲密的社交伙伴。你几乎可以说：它们是家庭的一员，只是碰巧是动物。

就像对待家庭成员一样，我们也会为我们的动物承担责任。几乎一半的狗主人和近40%的猫主人愿意放弃他们的全部财产，以支付他们的宠物昂贵的治疗费用。超过42%的人甚至愿意冒生命危险去拯救他们的动物伙伴。狗友们更愿意冒险，他们当中接近3/4的人愿意跳进危险的水中，冒着淹死的风险来拯救他们的爱宠。[32]

而且，名人们也毫不例外。演唱《我们是冠军》(*We Are the Champions*) 的皇后乐队主唱佛莱迪·摩克瑞 (Freddie Mercury) 的猫包括蒂凡尼、多萝西、德丽拉、歌莉娅、莉莉、米科、奥斯卡和罗密欧。为了他的猫，他付出了一切。佛莱迪的个人助手彼得·弗里斯通 (Peter Freestone) 在他的自传中写道："它们是他的家人。"在圣诞节，摩克瑞会为每只猫准备一个装满零食和玩具的袜子。这位音乐家的亲密朋友吉姆·赫顿 (Jim Hutton) 补充说："佛莱迪把猫当作自己的孩子。他一直照顾它们，如果他不在家，一旦其中一只出了什么事——上帝保佑，那就是不得了的大事。白天，猫在房子和花园里自由奔跑，只有晚上我们才会把它们召集起来，带回屋里。"[33]

赫顿还记得发生过一件令人担忧的事：某一次，歌莉娅从房子里消失了。赫顿说:"佛莱迪非常生气,深感绝望和愤怒,甚至把一个漂亮的日本烧烤炉用力扔出了房间的窗户。"当歌莉娅最终被找到时,佛莱迪非常高兴。在接下来的一段时间里,他沉浸在与小猫相处的快乐中,不停地抚摸着它。然后,他像母亲对待自己的孩子一样,责备了小小的歌莉娅,并关切地说:"你不应该离开花园!"而那只黑毛球静静地坐在那里,冷静地听着佛莱迪发飙,还轻松地发出大大的呼噜声。

不仅对这位世界巨星,宠物象征着依靠和生活的快乐,对我们许多人来说,它们也已经成为不可或缺的伴侣、老师、知己、朋友、子女替代品,甚至是治疗者。有时,宠物甚至成为生活的全部,是我们的一切。

几乎所有的美国人(德国人可能也是如此)都把他们的狗看作家庭成员,[34] 其中有一半人甚至认为它们和自己的儿子或女儿一样重要。[35] 虽然马匹不和我们住在一起,只有一些迷你马据说是住在家里的,但 80% 的马主把他们的马看作家庭的一部分,通常与儿童、兄弟姐妹一样重要。[36] 人与动物的关系比家庭关系更紧密吗?对于将近 40% 的狗主人来说,似乎是这样的,因为他们声称,相较于所有其他家庭成员,他们与狗之间有着更为紧密的联结。[37] 生活在伴侣关系中的受访者有 1/4 表示,宠物是比人类伴侣更好的倾听者。

因此,动物通常对我们来说就像孩子一样。但实际上,对待动物的爱是否与对待自己孩子的爱真的相似呢?神经心理学家卢克·斯托克尔(Luke Stoeckel)和他在波士顿马萨诸塞州总医院的同事们将14位母亲置于特殊的扫描仪中，观察她们的大脑活动。这样他们可以分析当这些女性看着孩子或狗的照片时，大脑哪些区域是活跃的，这些孩子和狗可能是她们自己的也可能是陌生人的。[38] 在看到家人和家中的动物成员时，母亲们的大脑活动模式相似，但与看到陌生人或陌生动物的模式明显不同。这意味着狗会像她们的孩子一样激发母亲的大脑化学反应。因此，对狗的关怀是基于神经层面的。没有迹象表明对马或猫的情感不同。所以，我们不可避免地会像爱自己的孩子一样爱护我们的宠物。

因此，从前那些"典型的"狗狗名如今已经过时了。像"哈索"、"瑞克斯"和"菲菲"已经不再流行，现在流行的是"普通的"男性和女性的名字。[39]

因此，不足为奇的是，超过一半的宠物爱好者允许宠物与他们一起睡觉，超过1/3的人认为家庭照片中不可缺少宠物，1/3的人在发出度假问候时也不会忘记问候他们的宠物伙伴。大约有2/3的宠物定期收到礼物，不仅仅是在圣诞节。我们不是在谈论小小的礼物，因为在2007年，宠物礼物的平均价值为15欧元。[40] 今天，这个平均值肯定远远高于这个数。

在我们高度科技化的社会中，社交联系越来越多地由互联网决定，无论是一封电子邮件，还是一些Facebook帖子或WhatsApp电话。但这似乎并不能真正满足我们对亲密关系和社会支持的需求。在一项调查中，将近一半的宠物主人表示，他们的宠物比生活伴侣或其他家庭成员更加专心地听他们说话。超过 40% 的人在与宠物分开时一天多次地想念它们，几乎一半的人将人类的性格特征归因于他们的宠物。随着单人家庭的数量不断增加，对许多人来说，宠物越来越成为重要的社交伴侣。拥有一个始终在我们身边并在我们不稳定的时期提供稳定性的动物伙伴是一种踏实和慰藉。我们可以像对待小孩子一样照顾宠物。它们需要食物、安全、护理和医疗保健，终身如此。

有时，人类甚至将自己的宠物视为理想的生活伴侣。因此，毫不奇怪在对美国肯尼尔俱乐部的一项调查中，超过 1/3 的受访女性同意这种说法："如果我的狗是个男人，它将是我的生活伴侣（男友）。"因为据受访的女性说，与她们的丈夫不同，狗总是心情愉快，总是愿意和她们一起做事情，喜欢被抚摸和拥抱，乐于运动，不挑食。在美国，甚至每两位已婚的女性狗主人中就有一位更愿意与她们的宠物一起前往一个孤岛，而不是与自己的伴侣一同前往。

如果从另一方面来看，这非常令人关注。因为男性表示，他们的狗喜欢和他们在家一起消磨时间，当他们下班回家时很高兴，不在乎他们在电视上看多少体育节目或喝多少啤酒，不会批评他们的穿着，不会不断地问他们在想什么或感觉如何。显然，我们把所有人类对人际关系的期望和渴望都投射到了我们的宠物身上。

这些看法可能乍一看有些古怪，也许你现在会想：这与我们的健康有什么关系呢。答案是有很大关系。因为我们越把宠物视为家庭成员，我们的幸福感就越强。如果我们更仔细地观察科学数据，就会发现一个有趣的关联：宠物主人越是赋予他们的宠物更多人类情感和特征的属性，他们就越是感到自己从宠物那里得到了支持；他们认为自己得到的支持越多，幸福感就越强，情绪也越好。[41]

总之，如果人类把宠物视为家庭的一部分并以这种方式对待它们，那么对人类的心灵来说宠物就会成为特别有效的疗愈者，它们可以充分发挥作为社交支持者的力量，使我们变得健康并增强我们的幸福感。因此，在接下来的章节中，我们将更详细地探讨宠物作为社交支持者的功能。

动物是情感支持

正如我们所见，仅仅将宠物视为家庭的一部分已经有助于增强我们的幸福感。然而，当我们能感受到宠物对我们的额外支持时，就尤为具有疗愈作用。

我们认为，一个稳固的社交网络有助于维护我们的心理和身体健康。研究表明，当人们面对压力情境时，宠物甚至可以保护人类，因为宠物可以缓解压力。社会支持主要体现在以下三个方面：感受到周围人对我们的关心，来自人类同胞的赞赏、尊重和情感上的温暖，以及我们是相互关怀网络中一部分的信念。社会支持影响着我们对当前情况的评估，会增强我们的自信心和控制感。这让我们更容易面对那些有时阻碍我们的事情。

罗马哲学家西塞罗（公元前 106~ 公元前 43 年）这样说

道："如果一个人的生活不是建立在朋友间的善意之上，那么怎么能值得过呢？"他还补充："拥有一个像你自己一样可以与你讨论一切的人，还有什么比这更美好呢？"只有当你与他人分享从他们那里收到的礼物时，美丽、崇高和有价值的东西才会变得真实——通过他人的欣赏、无私的关注和无条件的信任。为什么那个朋友不能够是一只毛茸茸的快乐的缅因库恩猫或忠诚的拉布拉多犬呢？

任何认为只有人类之间才能够建立真正深厚友谊的人，显然都从未与狗或猫一起居住过。因为我们的宠物和人类一样，渴望社交接触。一起做事、彼此宽容、相互鼓励照顾——这些狗和猫对人类也是这样。它们会舔舐和亲昵。当一只猫在梳理毛发之后继续对它的主人这样做，这是一种"猫式"的表达，意味着："我非常喜欢你。你是我的朋友。"

真正的人类朋友很少见，真正的友谊也很少见。一旦你赢得了动物的友谊、欣赏和喜爱，它往往会伴随我们一生，这是一种宝贵的财富，对此我们感激不尽。我们的动物朋友很高兴我们和它们在一起，这样，它们就有时间陪伴我们，倾听并安慰我们。它们与我们同甘共苦，共渡顺境与逆境。

难怪作家马克·吐温将狗称为人类最好的朋友。美国总统哈里·杜鲁门曾说："如果你在华盛顿需要一个朋友，那就养一只狗吧。"著名时尚设计师马克·雅各布斯（Marc Jacobs）甚至这样评价他的狗内维尔："它让我的心充满了最大的快乐和最深的喜悦，它总是提醒我，纯粹的善良和真正的爱确实存在。"[42]

即使在所有人都放弃了我们时，猫和狗仍然会向我们伸出爪子，就像米基·洛克（Mickey Rourke）所经历的那样。他凭借《摔角王》（The Wrestler）一片在 2009 年赢得了金球奖最佳男主角。当演员在这样的场合发表获奖感言时，他们通常会感谢上帝和家人。米基·洛克却感谢了他的狗。如果没有它们，米基·洛克可能已经不在人世，也就不可能赢得这个奖项。

米基·洛克在 20 世纪 80 年代是一位超级巨星。然而，他并不是一个容易相处的人，他的决定往往有些古怪。因此，像艾伦·帕克（Alan Parker）这样的导演都会觉得与他合作很困难。对帕克来说，与米基合作简直是一场噩梦。帕克知道，米基·洛克在片场是难以控制的，永远不知道他接下来会做什么。而且，随着时间的推移，米基·洛克的吸毒问题也开始影响他的演技，他甚至还加入了一个摩托车团伙，以致被指控犯有身体伤害罪。

米基成了一个药物成瘾者，患有抑郁症和惊恐症。他从电影行业完全消失了。"我度过了一段非常艰难的时间。我伤害了自己。"米基承认。最终，他无法忍受自己的生活，并决定结束生命。他带着他心爱的狗博杰克躲进一个壁橱中，把枪对准了太阳穴。"我看到，"洛克后来回忆，"博杰克在哭泣，用它的眼睛对我说：如果你不在了，谁来照顾我呢？"[43]洛克放下了枪，决定重新掌控自己的生活。"这只狗救了我的命。"于是，他的职业生涯再次起飞，无论是在 2003 年的《墨西哥往事》（Once Upon a Time in Mexico）还是在 2005

年的《罪恶之城》（ *Sin City* ）里，洛克都完成了令人难忘的表演，时而冷酷，时而风趣，最终在 2009 年赢得了金球奖——没有他现在的 5 只狗，对洛克来说是难以想象的。它们给了他亲近感、安全感和关爱——这些都是人类最基本的需求。这使米基·洛克重新相信这个世界充满了无限可能。

当小狗廷巴在家门口摇着尾巴等着主人，高兴地迎接主人回家时，作为主人的我们感受到了关爱。当莉莉耐心地倾听时，我们会对它倾诉心事。社会科学家把这称为情感支持。与此相反的是，宠物无法提供其他形式的社会支持。"当然，我的猫不能给我任何建议。我的狗也不能借钱给我或者开车送我去机场。"来自柏林的研究人与动物关系的社会科学家桑德拉·韦森贝格（Sandra Wesenberg）教授说。然而现在，研究人员知道，情感支持对于消除孤独感是非常关键的。韦森贝格总结说："研究结果发现，对于许多宠物主人来说，他们的宠物在某些情境下甚至比人类伴侣更重要。"

将动物视为支柱主要有三个原因。首先，与猫、狗或鹦鹉等动物共同生活可以提升自尊心并缓解焦虑。其次，它们填补了我们的社交网络。最后，仅是想到我们那些毛茸茸伙伴和羽毛丰满的室友就能减少负面想法并减轻社会排斥感。

这对男性尤其如此。不是常说狗是男人最好的朋友吗？虽然人们说这些话时通常是带着一丝讽刺和微笑，但对男性而言，这句话可能比我们通常所能想象的更接近事实。美国心理学家克里斯·布拉齐纳（Chris Blazina）发现，30~50岁的男性中有超过 40% 的人倾向于在困难时期向他们的狗寻求支持，而不是向朋友或熟人。显然，对男性来说，接受动物的情感帮助和支持比接受人类的更容易。

　　我们在此已经讨论了很多关于狗作为社会支持者的内容，这是有原因的。因为最新的科学研究发现，狗的生活意义在于建立良好的关系，因此它们无条件地关注人类，就像上帝一样。

　　但不只是狗可以成为支持者，有时其他动物也可以，比如乔治·克鲁尼（George Clooney）的例子。乔治·克鲁尼是女性的梦中情人。遗憾的是，他更愿意与他 150 公斤重的越南黑肚猪马克斯共享卧室。[44]"他的女朋友总是排在第二位。"至少克鲁尼的一位前女友伊丽莎白·戴利（Elizabeth Daily）是这么认为的。克鲁尼多年前为他当时的女友凯利·普雷斯顿（Kelly Preston）买了马克斯。当他们的关系破裂并且她嫁给约翰·特拉沃尔塔（John Travolta）时，她把猪留了下来。从那时起，马克斯就成了克鲁尼最忠实的伙伴。"他们就像父子一样。"戴利说："他爱这只猪胜过一切。它通常睡在他旁边的地板上，但有时也睡在他的床上。"克鲁尼自己承认，马克斯于 2006 年以 19 岁的高龄去世，这是他有过的最长久和最深刻的关系。考虑到他频繁变化的恋爱关系，这话显然不是玩笑。

110

　　但这种情况仅仅发生在乔治·克鲁尼身上吗？亲爱的狗主人们和猫主人们，说老实话，当你们在紧张的一天工作后回家时，首先迎接你们的是谁呢？没错，是你们的狗或猫，然后才是你们的伴侣。显然，宠物提供了更多的情感支持，因为它们更好地满足了我们对亲近、交流和关爱的需求。而且，与动物的亲密关系并不排斥与人类的亲密关系。一项针对艾滋病毒阳性男性的研究表明，这些男性将他们的宠物描述为重要的伙伴，除了与动物的关系外，他们还拥有一个由朋友和家人组成的良好的社会支持网络。因此，动物使家庭和朋友提供的支持得到强化。[45]

然而，人们在这当中感受到的社会支持似乎还取决于动物融入日常生活的程度。比如，重病患者们更倾向于将猫而非狗视为社会支持。猫主人与他们呼噜呼噜的宠物之间的关系，比狗主人与他们吠叫的宠物更为亲密。显然，对于行动严重受限的患者来说，猫更容易唤起关爱、情感亲近和喜爱感。患者们觉得，猫更需要他们，因为持续地照顾它们是很重要的。相比之下，狗更倾向于要求共同活动，这对身体状况存在挑战，可能是病人无法完成的。猫可以很好地在家中饲养，与猫的共同生活较为平静，更多的是抚摸、拥抱和体力消耗较少的游戏。

我们也可以从相反的角度来看待动物能否成为社会支持的问题：当动物死亡时，原本存在的情感支持会发生怎样的改变？为了回答这个问题，人们对飓风卡特里娜肆虐后的幸存者进行了调查，这些人的宠物都在风暴中丢失或死亡了。失去宠物使那些本就缺乏社会支持的人情况进一步恶化。[46]

那么，为什么人们的宠物被视为一种特殊的帮助者呢？答案是：它们不评判，总是在那里，而且反应通常是可预测的。它们持续的关爱常常带给我们比人类更多的支持和亲近感。每个狗主人都能讲一个这样的故事：在漫长、压力巨大的一天工作后，我终于回到家，瘫坐在椅子上，发出深深的绝望的呼喊，就在这时，狗狗舔了舔我的脸。

动物常常是人们至死不渝的密友。[47]1992 年，法国前总统弗朗索瓦·密特朗不得不公开一个事实：他患上了不治之症——癌症。除了他的医生和他的拉布拉多犬巴尔蒂克，他不让任何人靠近他的病床。他的传记作者弗朗兹－奥利维埃·吉斯伯特（Franz-Olivier Giesbert）讲述道："他的狗一直陪伴在他身边。'当全世界都背叛我、抛弃我或出卖我时，'密特朗说，'它还会在那儿，它是我最后的密友。'有时他痛苦地喊叫，而那只狗就默默地依偎在他的身边，仿佛想要减轻他的痛苦。时间一天又一天地流逝。密特朗在巴尔蒂克的陪伴下直面死亡。"

这背后的科学原理是什么？特别是在危机情况下，与狗的接触可能是人们一个宁静与幸福的小绿洲。伦敦大学金史密斯学院的心理学家黛比·卡斯坦斯（Debbie Custance）解释说："狗在面对我们时是非常敏感的社会性生物，它们似乎能理解我们的情绪。"这位研究人员进行了一项研究，以查看狗是否存在同理心。她请志愿者要么装作哭泣，要么以奇怪的方式哼唱。狗会注意到这两者的区别吗？狗的反应非常不寻常。几乎所有的狗都走向了哭泣的人，闻一闻、舔一舔或者让人抱抱——无论是它自己的主人还是陌生人。相比之下，它们几乎不关注那些哼唱的人。[48]

马里兰州约翰斯·霍普金斯大学的研究人员发现，狗不仅能感受到人类的情绪，而且还会寻找帮助他们的方法，甚至克服障碍，为他们提供帮助和安慰。这么说来，也许电视上的"灵犬莱西"不是个虚构故事，而是切实存在的科学现实。这个实验的想法来自茱莉娅·迈尔斯-曼诺（Julia Meyers-Manor），是她在和孩子们玩耍时想到的。在游戏中，孩子们用枕头埋住了她，然后她大声呼救。"我的丈夫没有过来，但我的边境牧羊犬在几秒钟内就挖开了枕头，救出了我，"她说，"我立刻想到了要用科学的方法来研究这个问题。"[49]

为此，研究人员让狗的主人依次站在一扇只用磁铁闭合的玻璃门后面，这样狗可以看到并听到他们。主人要么哼唱一首儿歌，要么哭泣。对于哭泣的参与者，狗虽然打开门的次数并不多，但速度更快。并且，研究发现，有些狗因为哭声感到非常不安和紧张，以至于无法做出反应。它们之所以没能打开门，是因为它们太想做到了。这些结果证实，不仅是莱西，我们的狗通常都能识别出主人处于困境，并积极地赶来帮助主人。

总而言之，我们可以说，社会支持是应对健康损害性压力的重要资源。我们的动物对我们许多人来说是宝贵的情感支撑，它们使我们能够享受丰富的社会生活。特别是在一个我们越来越多地面临被社会孤立和只能独自前行、社会关系和联系也越来越少的世界中，自然和动物是真正的心灵慰藉，它们对健康的促进作用是显而易见的。

动物帮助我们走出孤独之路

我们在弗赖堡机场附近的狗运动场遇到了桑德拉·巴尔，与她一起探讨孤独这一话题。这里其实不是一个理想的地点，恰恰相反，在这里孤独或许根本不是一个问题。人们分成小群站在一起，热烈地交谈，讨论的话题很多：狗的饮食、最好的兽医、毛茸茸小家伙们的最新问题、养狗技巧、适合狗狗的度假地或下一次带着狗狗的远足计划。

63岁的弗赖堡居民桑德拉·巴尔是一位活泼的单身女性。在丈夫去世后，这位短发女人只是短暂地感到了孤独。她的儿子、儿媳和孙女帮助她渡过了难关，此后也一直在她身边照顾她。然而，当她的儿子得到了一个很好的工作机会，带着家人搬去汉堡时，她感到了巨大的空缺，孤独感开始蔓延。她特别想念孙子们，她没有可以照顾的人了。"我想要再次照顾某人，"她说，"想要有一种责任，想要为某人而存在。"后来，她找到了贝拉，一只活泼的小比熊犬。"这是一见钟情，我相信双方都是这样的，"桑德拉笑着说，"贝拉的主人因为无法继续照顾她而不得不放弃她。"现在，桑德拉已经和贝拉一起度过了两年的日子，贝拉成为她最重要的亲人。"如果我的孙子们在这里，他们当然会是我的第一位，"这位63岁的女士强调，"但他们不在这里，所以贝拉是我的最爱。"

德国的单人家庭已达到空前的数量。在德国的4100万个家庭中，有1700万是单人家庭，而且根据预测，这个数字还将继续增长。但是，单身并不意味着必须孤独，因为独自生活、独处和孤独是三件不同的事。

孤独是人类的一种体验，它是我们心灵生活的一部分，如同悲伤、痛苦和喜悦。在某种意义上，它甚至是有意义的，因为在孤独中，我们可以遇见自己。芝加哥大学的心理学家约翰·卡奇欧波（John Cacioppo）是世界上最精通孤独研究的专家之一，他认为，孤独并不取决于人的存在与否，也不取决于一个人认识多少人。孤独的人不仅仅缺少了人，还缺少被注意、被认可和被需要的感觉。在这里我们要说，动物往往比其他人类更强烈地给我们这种感觉。

如今，有孤独感的人群正在增加，孤独越来越成为不仅仅存在于老年人中的一个重要的社会问题。市场研究所哈里斯互动（Harris Interactive）在 2014 年发现，德国有 2/3 的人或多或少感到孤独。每三个人中只有一个人说他们"完全感受不到孤独"。在 1993 年的一项类似的研究中，还有一半的受访者这么说。如今，1/5 的研究参与者感到"轻度"孤独，略多于此的人感到"中度"孤独，还有 1/5 的人感到"强烈"孤独。[50]

有些人在某段时间内感到孤独，有些人只在特定情况下感到孤独，而另一些人则总是感到孤独。有些人因为不能离开家而感到孤独，有些人尽管有许多熟人却仍感到孤独，还有些人没有任何人际联系，既没有人给他们打电话，也没有人问候他们过得怎么样，因此感到孤独。此外，Instagram 和 Facebook 似乎并不能真正满足人们对彼此联系和相互联结的需要。

越来越多的科学研究强调友谊对人类这种社会性动物的身体和心灵健康的影响。该类研究的结论是：孤独会使人生病。慕尼黑大学的精神病学教授曼弗雷德·斯皮策（Manfred Spitzer）在他的著作《孤独》中提出，孤独是否真的是一种疾病这个问题还有待考证。然而，事实是，孤独正在蔓延，是一个社会问题，并且可以使我们生病。对许多人来说，孤独比身体疾病更痛苦。

一开始，有些人可能觉得，宠物可以替代伴侣或孩子的想法有些离经叛道。然而，科学工作者们已经在许多研究中证明，宠物被人们视为正式的家庭成员——但它们真的能缓解孤独吗？

我们首先可以不那么科学地简单用几个反问来回答这个问题：如果一个人每天都被他的狗无数次注视和关注，他真的感到孤单吗？如果他家里的动物需要他的照顾才能活着呢？如果他与他长着羽毛的朋友对话呢？他是否经常关注他的四脚伙伴和喳喳叫的伙伴呢？当他每天遛狗时，遇到的人们是不是更频繁地投来微笑，与他交谈，而他也因为狗而拥有更多的交流和关系？你可能对这些问题都在点头，并在内心回答"是的"。

桑德拉·巴尔每次和贝拉坐在有轨电车上，在弗赖堡的湖畔公园散步，或者像现在一样站在狗运动场上时，都会体验到这种感觉。"比熊犬看起来很可爱，会立刻吸引人们的注意，"桑德拉说，"总是会有人评论，比如'哦，它好可爱'或者'看，那个毛线团'。这通常会带来一场对话。"

当我们早上乘坐公共汽车或火车去参加演讲或研讨会时，我们面前大多是那些昏昏欲睡地盯着手机或目光茫然的人们，彼此几乎不会搭话。作者安雅·吕策（Anja Rützel）恰当地称这种情况为"沉闷时间"。[51] 但当我们有廷巴相伴时，情况会有什么不同呢？很简单，她会打开人们的话匣子。人们会称赞我们，说她在我们脚下躺得多么乖，或者询问她的年龄，是否可以抚摸她，这只可爱的狗叫什么名字等。然后人们通常会开始谈论自己。一位白发苍苍的老妇人在抚摸廷巴柔软的皮毛时，给我们讲述她的黑色贵宾犬，那只狗帮助她渡过了失去孩子的痛苦时刻。还有更多的事情发生。当廷巴摇着尾巴，面带笑容地跟我们一起穿过弗赖堡时，许多面露愠色的人，用一种"别跟我说话"的眼神看着别人的人，突然就对我们的狗廷巴笑了。然后，正如安雅·吕策生动描述的那样，笑容浮现，人们被卷入这次邂逅之中。

事实上，很多人似乎都在等待一个借口，通过狗与人接触。虽然主动搭话似乎是一个难以逾越的障碍，但这个毛茸茸的家伙却到处被友好地对待。有时，甚至连狗的人类伙伴也会因为它们得到一点关注。

动物有助于建立社交联系和建立友谊的想法直到最近才开始引起科学界的关注。西澳大学人口健康学院丽莎·伍德（Lisa Wood）团队的研究得出了明确的结果：宠物的主人们认识更多的邻居。尽管这项调查也包括了猫、兔子、鸟和鱼的主人，但狗主人在社交联系的数量上明显领先。他们认识的周围人数是其他宠物主人的 5 倍。原因显而易见，因为狗主人任何天气都必须外出，带着狗散步。实际上，经常带狗散步的狗主人在他们的居住区域也确实认识更多的人。[52]

为什么狗能比猫更好地缓解社交孤立和孤独感？原因很明显在狗身上。[53]今天，雷纳带着廷巴散步时遇到了曼弗雷德，他正在遛他的黄金贵宾犬。他们聊了几分钟，曼弗雷德向他介绍了最近市政会议上讨论的事情。然后，他们还谈了一些最新的八卦消息，男人也是会这样的。至少在那短暂的时刻，他感觉自己融入了社会和社交环境。当他继续往前走时，他意识到，如果他唯一的宠物是一只猫，这次对话就永远不会发生。狗需要运动的基本需求迫使人离开家，因此就有了这样的相遇和对话。相比之下，猫很少会和人一起出门，而出门我们才能在外面与世界的其他部分接触。

我们确信，每个狗主人都曾被陌生人询问自己狗的品种、年龄或外观。尤其是面对其他狗主人，他们总是乐于进行简短的交谈，因为狗是一个无害的话题。谈论狗可以轻松地开启对话。狗打开了一扇门，两个彼此陌生的人可以决定穿过这扇门，互相了解，甚至可能成为朋友。当然，在许多城市中，也有专门的草地供狗迷们相聚，让他们的狗尽情玩耍。受欢迎的还有许多狗友聚会，大家约定一起散步等。

但这并不意味着偶然的遇见就一定会发展成长期的相识甚至友谊。虽然没有实证数据，但我们自己的经验表明，这也是非常有可能的。

在一个阳光明媚的春日早晨，贝蒂娜和卡琳在萨斯巴赫瓦尔登相遇。在两只狗艾拉和卡斯珀在草地上尽情玩耍之

119

后，这两位女士还有很多话要聊。作为萨斯巴赫瓦尔登的新居民，我们最初是在早晨的散步中遇到其他狗主人的。我们很快就开始交谈，并约定一起进行带着狗的活动。渐渐地，我们也认识了对方的其他家庭成员，互相照看对方的狗、公寓或房子。最终，我们成为朋友，成为一个乐于助人的邻里社区的一部分——这一切都是因为一次偶然的在遛狗时的相遇。

桑德拉·巴尔也有类似的经历。通过她的狗，她找到了一个由四位 60 岁左右的女性组成的小团体，她们都养着小狗。她们相约一起遛狗，一起喝咖啡，甚至一起外出。桑德拉·巴尔带着微笑说："我们只去那些能带狗的咖啡馆和餐厅。"

令人惊讶的是，这些效果不仅局限于狗或猫。关于这一点，最早的研究之一是由两位英国研究人员在 20 世纪 70 年代进行的。他们随机分配给单身退休人员非洲凤梨或者鹦鹉。结果显示，一段时间后，养鸟的人比养植物的人拥有更多的朋友，接待了更多的访客。他们感到更加快乐和健康。一位老太太甚至教她的鸟学会了附近孩子的名字。她的公寓毫无疑问地成了男孩和女孩的聚集地。

事实上，宠物主人报告说他们感到孤独的情况要少得多，根据一项研究，拥有宠物的人感到孤独的可能性减少了 1/3 以上。[54] 然而，事情并非那么简单，因为一些科学研究质疑宠物是否真的会减少孤独感。[55] 最终，该结论被认为缺乏令人信服的实证证据，因为这个问题在科学上很难掌握。[56] 原因之一是，

"独处"和"孤独"这两个词的含义是不同的，且定义并不清晰。许多其他因素也提高了感到孤独的风险，例如一般健康状况、年龄、财务状况或社交网络。

研究表明，社交网络在这里起着决定性的作用，因为那些独居的人在得到足够的人类支持的时候，才会从他们的宠物那里获得最大的益处，而不是仅仅依赖他们的宠物。[57] 只专注于宠物而避开人际接触似乎并不是特别有益，要想真正感到幸福，需要两者兼具。对于那些感到孤独的人来说，他们缺少的不仅是人，还有来自他人的情感支持、关注、认可，以及被需要的感觉。这些都是我们希望从爱我们的人那里得到的。也许这就是为什么动物能驱散我们的孤独的关键所在。

动物是社交媒介

社交联系对我们的健康来说就像健康饮食和定期运动一样重要。精神病学家兰道夫·M. 内斯（Randolph M. Nesse）和生物学家乔治·C. 威廉姆斯（George C. Williams）也说："对于人类这种社会性生物来说，最糟糕的惩罚就是社会隔离。"[58] 社交联系降低了肥胖倾向以及发炎和高血压的风险。人的年龄越大，年轻时缺乏社交融入的后果越明显。有趣的是，关键不在于联系的质量，而在于拥有尽可能多的联系。

今天，互联网上有许多平台提供结交朋友建立良好联系的可能性。但是，人们如何才能与其他人进行对话呢？在 Tinder 等平台上，男性如何获得 99% 的回复率？

至少对于男性来说，答案相当简单。男性应该在他们的个人资料中加入一张和他们的狗的照片，这样就能保证获得许多人的"超级喜欢"。当聊天开始时，他们的第一个问题是："猫还是狗？"如果对方回答"狗"，那么他们就写："哇，你真的仔细地看了我的资料。"如果回答是"猫"："哦，太遗憾了，我是狗的朋友，而你是猫女士。"好吧，其实答案无所谓，因为动物本身就能带来好感。如果聊天对象回应了对动物的喜爱，而大多数女性都这样做，那么她就会继续聊下去。遗憾的是，我们不知道这是否也适用于女性，即女性是否也会因为发出带动物的照片而获得许多人的"超级喜欢"。

然而，可以推测的是，有狗的女性会更容易交到朋友，对生活满意度更高，有更多的朋友，更活泼、乐观和有魅力。这些都是让我们在日常生活中更容易建立联系的特质。在一项研究中，研究人员向 420 名男性和女性受访者展示了一些照片，上面分别显示了一位女性与狗在一起和没有狗的情形。至少这项研究结果对此做出了证明。

所以，如果您想在交友平台上留下好印象，最好是拍一张您和狗的照片，这样您会被认为是放松、平易近人和快乐的——这些都是你的个人资料中所需要的特质。[59] 尤其是年轻女性，调查显示，她们都更被带有宠物照片的男性个人资料所吸引。[60] 狗在女性中特别受欢迎：超过 30% 的女性认为带狗的男性有吸引力，而带兔子、仓鼠和豚鼠的男性则不那么受欢迎。

这种现象在整个二维世界中都很常见。当人们与动物一起出现在图片中时，他们从不会获得负面评价，即使是非宠物主人或与动物有过负面经历的人也是如此。评价者是否拥有宠物并不重要[61]。但这只适用于看起来友好的动物。相反，蛇、老鼠和其他在文化上被视为可怕的动物的图片则更可能引起负面情绪，甚至是身体上的压力反应。[62]

这里有一些进一步的有启发性的数据：超过 30% 的女性和超过 25% 的男性表示，如果某人与动物共同生活，他们会感到被吸引；3/4 的女性和超过一半的男性表示，他们只会与喜欢宠物的人约会。

那么约会时对宠物的反应如何呢？对于超过 70% 的女性和超过 50% 的男性来说，积极地回应宠物是重要的。

对于萨拉来说也是如此。这位 20 多岁的女士是我们在汉堡的调查旅程中遇到的。她告诉我们，几个月前她遇到了一个不错的年轻人马塞尔。萨拉说："我和马塞尔已经有了两次很好的约会，一次在酒吧，一次在电影院。他真的是我喜欢的类型——友好、有趣、礼貌。"马塞尔给萨拉留下了很好的印象。她以为这已经是最好的了。在商量接下来的一次见面时，马塞尔表示，他必须带上他父母的金毛寻回犬拉基。萨拉回复说："没关系。虽然我更喜欢猫，但应该没问题。"萨拉期待着这次见面。她憧憬着她带着拉基在阿尔斯特湖边散步的样子。但是对萨拉来说，约会从开始就很糟糕。"尽管拉基摇着尾巴站在我面前，想要跟我打招呼，"她描述了那时的情况，"但我不被允许和它打招呼、触碰它，甚至不被允许抚摸它。"当拉基想要跟一个偶然经过的人打招呼时，马塞尔对着狗大喊:"嘿,停下!不行,你知道你不应该这么做!"他还拉扯着牵绳试图把它拉回来。萨拉震惊地看着这一幕。"嘿,这是怎么回事。你不能那样对待狗。这绝对不行",她生气地对他说。马塞尔却反驳,那是他的狗,他想怎么做就怎么做。于是,在阿尔斯特湖边的惬意散步就此画上了句号。

萨拉的感受反映了一个普遍趋势:宠物被视为家庭成员。这意味着,人们会根据约会对象与"宠物孩子"相处的方式以及他们之间的和谐程度来评价约会。我们会不自觉但非常敏锐地判断我们面前这个人是什么类型。如果一个男人对待他的宠物(这当然也适用于女人的宠物!)是充满关怀和负责任的,那么女性会推断他将来也会以同样的方式照顾孩子。如果相反,那么女性会认为这个男人也不会是一个好父亲。可以推测,这有进化上的原因,即在寻找伴侣时,女性更倾向于判断一个人是否具备做父母的品质。

英国约会平台高级单身者(Elite Single)在 2017 年 2 月针对这一主题做了一项调查,这次调查有约 1000 名英国人参与。这项调查证实,超过一半的受访者表示,宠物可以增加一个人的吸引力,而且狗主人比猫主人更具吸引力。[63] 新颖的是,受访者认为,与狗主人约会后,他们能够更好地评估对方的个性,而与猫主人却不能。所以,狗似乎是评估理想伴侣个性的更好的标准。这可能是因为狗更多地参与我们的日常生活,我们更可能带它们去约会,或者,您认识带猫去约会见面的人吗?如果约会对象带上了他们的宠物,可以很好地观察他们如何对待自己的宠物,进而立即识别出对方是仅表面上关心，还是真正关心。

狗主人和猫主人在处理会面方式上也有显著的不同。爱狗人士似乎从他们的狗身上学到了很多，因为他们在约会时更像狗：慷慨、更投入、更热情，甚至不排斥一夜情。相反，爱猫人士在约会时则更像猫：更有距离感、稍微吝啬一些，约会后较少使用手机来加强联系。可能宠物关系中显现出的是人们对社交关系的总体态度：养猫不需要做太多，也不需要在关系上做太多工作就能与猫相处；爱狗人士则需要在关系中投入更多，需要和狗一起做事，训练和照顾它们。与猫相比，狗更依赖社会互动。

你可能现在会想，这难道不是约会网站专属的现象吗？或者是一个城市爱情神话，由像作家兼狗主人的卡塔琳娜·冯·德·莱恩（Katharina von der Leyen）那样的美丽故事所支撑。[64] 据说她的一只哈巴狗曾经对着一个男人抬腿撒尿，那个男人笑着说："我不生气。只是被弄了一身骚。"然后，他们进行了一次充满浪漫的夜间散步。在现实生活中也是这样吗？即使对那些不使用 Tinder 的人也是这样吗？

让我们一起走进英国一座大学城的日常生活：在一项实地研究中，研究人员观察了一名年轻女性在 5 天内独自生活或与一只友好的拉布拉多犬相处 5 天的不同情况。与狗一起时，这位女士的社交互动总次数是独自一人时的 3 倍——这里既包括与朋友的互动，也包括与陌生人的互动。[65]

即使研究人员让这位实验对象带着她的狗去一个陌生地区，她也比一个人时有更多的积极社交接触。可以说，有宠物的人有一个"好感加分"。不仅是因为有狗陪伴的人更容易被注视、收获微笑和被搭话,路人也更经常放慢脚步,偶尔停下来,与狗交谈,触摸它,并自然而然地与狗的主人交谈。[66]有时,人们的目光确实会向上移动,把狗的主人也包含在内。

一个温暖的8月上午,雷纳和他的狗廷巴正在进行常规散步,路过一家养老院。他们刚走过小入口,就听到一个女性的声音喊道:"这是那只漂亮的狗,那只长着漂亮皮毛的狗!"雷纳走回几步,一位老年女士已经把她的轮椅滑到了栅栏边。"这不是那只有着细腻皮毛的狗吗?"她说道,脸上掠过一丝微笑。廷巴摇着尾巴站在栅栏前。"好吧,你可以过去打招呼!"狗欣喜若狂地挤过栅栏,向这位老人问好。"哦,它的皮毛真细腻。我以前养过一只粗毛腊肠犬,它的皮毛很粗糙,名字叫奥斯卡。"很快,他们就进入愉快的交谈中。当雷纳告别时,老年女士说:"谢谢你刚才走了回来,这真的很美好,如果你没有时间,随时可以把狗带给我,我会好好照顾她的!"

狗是社交催化剂——轮椅使用者们也了解这一现象。早在1988年,加利福尼亚州的兽医学教授莱内特·哈特(Lynette Hart)及其学生们就观察了在购物中心和大学校园内带狗和不带狗的轮椅使用者的情况。当轮椅使用者带着狗时,他们更频繁地获得微笑,更多地被搭话,也更频繁地得到帮助。[67]这项研究表明,狗似乎减少了人们与他人交谈时通常存在的顾虑。人们对待其他人往往是冷漠的,但对待动物则不是那样的。因此，通常先是狗被问候，然后才是人。

但如果我已经很有魅力，穿着时尚，那么，狗还能进一步增加我的吸引力吗？为了回答这个问题，研究人员让一名男士穿着不同的服装在一座英国小镇上穿梭：包括领带、运动夹克、整洁的裤子在内的时尚装束，或者是破旧的T恤、带污渍的夹克、破裂和脏污的牛仔裤。陪同男子的分别是一只看起来友好、干净、拴着时尚的绳子并戴着项圈的狗，和一只看上去不那么干净、拴着破旧绳子的狗。此外，这名男士还在两种不同装扮下分别进行了不带狗的单独行动。令人惊讶的是，狗看起来是否干净无关紧要。如果这个男人穿着得体并带着狗，那么他几乎可以确保获得最多的友好对待。因此，对男性来说，下次约会时有一个真正好的建议：穿着时尚并带上你的狗，你就能赢得人心。[68]

确实如此吗？是的！法国研究人员在日常生活中证实了这一点。[69] 在布列塔尼风景如画的海岸，一位名叫安托万的英俊法国人在夏日的温暖日子里，在公交车站向人们搭话。他向男性和女性要钱买车票。从事实结果来看，当这位年轻人带着狗时，有35%的被问者愿意给他钱，而没有狗时只有11%。研究人员想，那就再进一步。于是安托万只对女性说："你好！我的名字是安托万。我觉得你真的很漂亮。不幸的是，我今天下午要工作，但我想知道你是否愿意给我你的电话号码。我稍后会给你打电话，我们可以一起去喝一杯。"之前的研究显示，用这种方式获取电话号码相当困难。但安托万有了一个绝妙的主意来大幅提高自己成功的机会：带上一

128

只可爱的黑色混种狗，这具有毫无争议的吸引力。在研究期间，安托万接触了 240 名女性。只有他自己时，他的成功率是 1：10，但有狗在场时，他的机会跳升到 1：3。不错，对吧？还有一个小贴士：如果你想与其他人交谈，没有什么比在公园里和一只可爱的小狗狗坐在一起更有效了。

研究结果是明确的：狗对第一印象起着决定性作用——而第一印象是最重要的——无关我们的服装，无关我们的外貌。狗是否被打理得干净整洁也并不重要。然而，重要的似乎是狗的品种：一只友好的拉布拉多犬比一只强壮的比特犬会获得更多的积极关注。这可能看起来不公平，但已经通过科学研究验证。[70]

顺便说一句，狗和猫之间也有类似的情况，加拿大温莎大学的贝丝·戴利（Beth Daly）进行的一项研究表明了这一点。这位心理学家让 450 名学生评价一位他们之前从未见过的教授。教授的讲台旁要么放着一只睡着的狗，要么放着一只睡着的猫。结果显示，旁边放着狗的教授被认为更有同情心、更友好、更平和、更聪明、更成功，而旁边放着猫的教授则评价较低。

但请注意！一定要仔细观察，因为狗也可能会掩盖其主人的不良意图。以色列鲁宾学术中心的心理学家西格尔·蒂费雷特（Sigal Tifferet）及其同事向女性描述了两个不同的男性，然后请女士们指出哪个更适合做情人，哪个更适合嫁为丈夫。[71] 这两个男性为两种典型的类型。一种是"父亲型"：友好、富有同情心、浪漫，对有妻子和孩子的长期关系更感兴趣；另一种是"坏男孩型"：英俊、热情、大胆，可能会迅速约会，度过几个激情之夜，然后就会消失。

研究人员发现了什么呢？显然，对于大多数女性来说，那个"坏男孩"非常有吸引力，至少适合一段短暂的恋情，但她们不太可能选择与他结婚，在这方面，"父亲型"的男性明显占优势。但请注意，一旦在描述中加入了一只狗，结果就突然反转了。带有狗的"坏男孩"不仅作为浪漫对象吸引人，而且作为丈夫也显得更有魅力了，而"父亲型"的男性则没有变化。女性们可能不自觉地被狗的形象误导，因为狗传达了这样一个信息：我的主人照顾我，因此他是个有爱心的人。突然间，事实不再重要。女性们开始猜想，"坏男孩"既能提供刺激的爱情，也能成为负责任的父亲。

我们已经讨论了许多关于狗的社交效应，不幸的是，关于其他动物种类如何促进社交联系的科学研究很少。然而，很明显，马也能提供这种支持，至少在马厩社区中是这样的，因为在那里，人们会与其他马主不断地交流，并经常以在马厩门前的阳光下一起喝一杯，作为一次马厩访问的结束。

如果我们在徒步旅行时带着我们的驴子，路过的徒步者也会停下来，想要抚摸驴子，询问它们的名字，询问它们是否喜欢远足以及目的地在哪里。我们会很快进入交谈，因此，我们带着驴子的时候，旅行时间会显著增长。

因此，我们的宠物实际上是对我们的个性和自我形象的一种象征性声明——无论我们是有意还是无意这样做的。对方会根据我们的宠物以及我们如何对待它们来评价我们的个性，或者用科学术语来说，评价我们的"社交自我"。如果我们是爱动物的人，对动物悉心照料，那么我们会有更多的社交联系、更多的闲聊、共同的笑声和庆祝的时间，这有助于我们保持健康。

激素的力量

当廷巴用忠诚的眼神看着我们，歪着头，摇着尾巴时，对我们的灵魂来说就像是一种安慰剂。我们的心会融化。这件事无计可施。为什么会这样？答案是：通过眼神接触，一种身体内的重要物质被释放了出来：那是一种让我们产生信任感的激素。它的艺术名字是"亲密激素"。它帮助我们建立信任、温暖的关系，使我们对人际信号更敏感。它的药理学名字是催产素。

据我们目前的知识，人和动物建立共同体、信任、关系和幸福感几乎都离不开催产素这种激素。[72]催产素增强了对社会刺激的注意力，同时减少压力，并激活奖励系统——这是一种社交互动的良药。因此，根据瑞典著名生物化学家和催产素研究者克斯汀·乌纳斯·莫伯格（Kerstin Uvnäs Moberg）的说法，催产素是一种小小的神奇的激素。催产素驱动我们身体中一个负责协调和调节的"平静与连接"系统，这个系统通过血液循环和许多神经连接发挥作用，这些神经连接与大脑中的重要控制中心相连。这样，我们的身体就可以更好地利用自己所需的营养物质，推进身体的恢复和心灵的成长。

眼神接触和触摸，如抚摸动物，可以激活这一系统。我们感知到的平静、友好和安全的环境也能触发这一系统，比如一个我们爱和信任的人或动物对我们的陪伴。在这种情况下，我们会感到从容、舒适和放松。此外，我们对积极事物的敏感度提高，共情能力和对社交交流的兴趣也会提升。

在额外摄入催产素后，测试对象表现出较少的警觉性，他们更倾向于将充满恐惧的面孔解读为中性而非害怕，整体上更加从容。大脑影像显示，催产素抑制了我们情感中心的活动。这可能是我们在这种情况下更愿意接触他人，且感到较少恐惧的原因。通过鼻喷剂摄入催产素的人能更好地识别他人的情绪状态，反应更友好，表现得更慷慨、更可信赖和更合作。宠物主人们可能根本不需要鼻喷剂，他们可以从他们的宠物那里免费获得这些，与宠物的接触使他们的大脑充满了催产素。

催产素也与我们寻求亲近感、安全感和舒适感以及情感联结的依恋系统密切相关。一旦两个个体之间建立了亲密的关系，催产素就不光在身体接近时释放，仅仅是看到那个人、想到她或他，或者感知到与那个人密切相关的感官印象比如气味或声音，都足以引发催产素的释放。

动物帮助节省医疗费用

如果动物使我们在身体和心理上更健康，那么这应该也能在一些具体数据中体现出来，比如老年人中动物主人和非动物主人使用医疗系统的频率差异。动物主人是否真的使他们的健康保险公司减少了的费用支出？

事实上，一项来自加拿大的研究发现，在研究期间，动物主人平均需要 30 次护理服务、医生或医院的帮助，而没有动物的人则是 37 次。动物主人入院的频率大致与非动物主人相同，但他们在医院的平均停留时间比没有动物的人短。这可能是因为知道有动物在家等着他们，需要他们，激发了病人更快康复并回家的愿望。

此外，根据这项研究，动物主人的平均治疗和药物费用总计为 53000 美元，而非动物主人则为 69400 美元。[73] 这是个可观的金额。而且，宠物主人为医疗系统带来的经济利益似乎更大。一个德国–澳大利亚研究团队总结了就诊、住院、服药、支付工资和病假补助的成本。他们得出结论，动物主人为医疗系统节省了惊人的 9.88 亿美元。[74] 另一项研究甚至发现，这一数字在澳大利亚超过了 38 亿美元。当然，尊敬的读者，您完全正确，我们还应该诚实地从这个总数中扣除因我们的宠物而产生的费用。但是，这些数字至少可以让我们了解到我们的宠物在经济和健康方面的潜力。如果一个人通过他的宠物在身体和心灵上感到温暖、被支持和被保护，可以与四足伙伴亲密接触，那么这只宠物在减轻身体和心理痛苦方面将比一个背对着病人、无精打采地在电脑上记录信息的医生更有效。

狗，马还是猫？

在有关拥有动物与健康的研究中，狗、马和猫之间存在明显的差异。许多研究已经记录了狗对其主人健康和满意度的影响。总体来看，狗的主人较少抑郁、焦虑或感到孤独。他们更快乐、更善于社交、更放松，并有一种能掌控自己生活的感觉。[75]

相比之下，拥有马或猫对人类福祉的影响几乎没有被研究。一项小型定性研究发现，马的主人拥有更健康的身体、更多的自信、更频繁的社交接触和更强烈的情感支持。[76] 马的爱好者们也报告说他们的生活更有意义。然而，也存在负面效应：与马的互动被描述为上瘾和强迫性的，甚至导致家庭冲突。家庭中常常因为马这位四足伙伴的地位和高额开支而发生争执，有时甚至导致严重的财务困难。此外，因为马匹而受伤害的情况也比马的爱好者们愿意承认的严重。

关于猫，研究结果显示出很大的差异——积极方面的我们已经阐述过了，这里只提负面的。一项澳大利亚的研究发现，年老的猫主人更多地出现抑郁症状，身体健康状况较差，且更多地服用止痛药。德国的一项研究发现，60 岁以上的宠物主人普遍存在心理和生理健康状况较差的现象，尽管只是轻微地差一些。研究者通过明显的孤独感来解释猫主人的健康劣势。荷兰研究人员发现，猫的主人更频繁地使用精神卫生服务，且活动量比没有宠物的老年人还少。[77] 患有心脏病的猫主人死亡率更高，且比没有猫的人更频繁地被送入医院。[78]

135

还有研究表明，拥有猫的女性更可能喝葡萄酒或啤酒。[79] 最后，研究人员报告，与猫共同生活会导致更多的慢性疾病和更不成功的生活。[80]

这些差异如何解释呢？狗、猫和马是不同的。狗对人的感知与对自己和同类的感知不同：一旦它们看到人类，就会改变它们的行为。例如，狗与人类的玩耍方式完全不同于它们与同类的玩耍。关于猫，英国布里斯托尔大学的行为研究员、《猫的感觉》（Cat Sense）一书的作者约翰·布拉德肖表示，迄今为止还没有发现任何行为表明猫在与人类互动时会将人类与它们的同类区别对待。它们当然知道我们比它们大，但它们在社交行为上似乎没有做特别的适应。猫会翘起尾巴，绕着我们的腿走来走去，和它们在同类之间做的一样。[81] 猫吸引人的地方是它们的矛盾性。它们既被视为可爱的家猫，也被视为小老虎。猫是独立的，气质神圣到不可接近，但当它们爱上某个人时，它又是充满奉献的；它们既任性又适应力极强，非常干净和有教养，但又不受影响，遵循它们的野性本能：与猫共同生活永远不会无聊。你永远不知道它们身上会发生什么。它们有时是温柔的小猫，有时又是野猫。猫有它们自己的想法。狗则更像是忠诚的伙伴。它们会与人互动，尊重它们的主人，而且通常是友好的、不记仇的，用快乐和亲情来回报关注——它们就像是生活中可靠的伙伴。作家和讽刺家库尔特·图霍尔斯基（Kurt Tucholsky）曾说："狗有主人，猫有仆人。"

这种差异可能也反映在它们的主人身上，因为狗和猫的主人也不同。根据一项研究，爱狗者通常比爱猫者更有活力、更充满能量且更喜欢社交。爱猫者则更内向、更敏感，但也更为公正无私。狗的拥护者更倾向于遵守规则，而猫的支持者则表现得更为非主流。此外，猫的主人通常更有可能身体受限制，更感到孤独，并且总体上感觉不那么舒适。[82] 这可能是因为本来就比较脆弱的人更倾向于养猫。关于养马的人，我们知道的不多，据说拥有马的女性通常比较平静且不会咄咄逼人，而拥有马的男性则更为专横和冲动。[83] 这些不同的人格类型至少可以部分地解释狗、猫和马的研究结果之间的矛盾。

我们还要考虑另一个因素。例如，在一项涉及数千人的研究中，研究人员发现，狗可以将抑郁症风险降低 50%，并且能带来"永恒的生命"，这可能只适用于绝对一般的狗主人。这有点像鞋子的问题，虽然平均女性鞋码是 39 码，但这并不意味着每个人都适合。这类研究通常是流行病学研究。通过这类研究，人们研究人群中疾病的发病率。同时，人们研究这些疾病与可能的风险因素之间的关系，这些因素可能会导致疾病的发生，或者相反，人们会寻找抵御疾病的因素，比如养宠物。这类研究的结果在很大程度上取决于被调研的人类群体，以及在研究开始前两个群体中是否包括类似数量的拥有相似收入、居住状况、年龄和健康状况的人。因此，这些研究通常伴随较高的不确定性。只有当多项研究指向相似的方向时，我们才能认为结果是有效的。也许关于猫相对负面的科学发现只是一个科学假象。

老年人养宠物，可行吗？

　　老实说，变老可能是非常孤独的。伴侣去世，朋友搬进养老院，家人也常不在身边。随着年龄增长，离开家参加过去习惯的活动或会面变得越来越困难。但有一种独特的友谊、亲密和关怀来源可以以多种方式支持老年人：宠物。虽然不能简单地将动物视为对抗老年不适的万能药，但在许多情况下，动物可以帮助人们更好地应对不确定性或孤独。

　　退休通常是养宠物的最佳时机。许多老年人是出色的宠物主人，因为他们具备理想的条件：有时间、有生活经验，许多人身体状况良好。

　　在德国，估计有 150 万 60 岁以上的人选择与狗同住，养猫的老年家庭数量甚至更多。此外，还有无数家庭将鸟、鱼和小型动物作为宠物。在老年人看来，选择一只动物同住有许多好的理由。宠物让主人感到被爱和被需要。它们可以在人们年老时成为重要的支持，带来快乐和生活的多样性，是社交伙伴和情感伙伴，让人开心并引发笑声。与动物共处提升了幸福感和生活的乐趣。特别是日常的积极影响，尽管看起来不太引人注目，但对老年人是很有益的。以猫为例，它们寻求与人的接触并希望被抚摸。它们不在乎主人动作变慢或变得笨拙。它们不会从主人手中抢走东西，以便快速达到目的。如果打开罐头或包装、将食物放入碗中需要更长时间，它们会耐心地等待。它们的感激之情不会减少，这有助于维

139

持主人的自尊和自我价值。

在选择适合自己的宠物时，尤其是在老年时期，需要非常仔细地考虑。比如，贝蒂娜母亲的熟人奥帕·弗里茨，78岁了，他的孙子们想为他做点好事，美化他的生活，所以送给他一只名叫艾玛的马尔济斯犬。他们认为这样他就不会那么孤单，还会有事情做。也许家人没有足够的时间来照顾这位老人，而把狗视作一种替代。

但很快问题就出现了，这位老人完全无法承担照顾艾玛的责任。虽然他自己不需要被持续地照顾，偶尔有人看看他就足够了，但遛狗、喂食不能太多也不能太少、不能忘记换水，还要训练狗，这些都让他感到非常吃力——这成了他的不悦和烦恼。在我们拜访他时，他说："我从来就不是个很爱狗的人，现在这个年纪了，干吗还养一条狗。"养宠物意味着要承担起照顾它的责任：定期散步、喂食、清洁、洗澡、看兽医。弗里茨因为开始患有痴呆症，无法做到这些。不幸的是，尽管家人本意是好的，但他们既没有帮助到他，也没有帮助到动物，反而使弗里茨感到不胜负荷，他的护工也感到很有压力，可怜的艾玛也遭受了苦难。幸运的是，它很快找到了一个愿意收养它的好家庭。老年人养宠物并不一定总是有益的，更多的要取决于具体情况。

然而，患有慢性疾病导致的身体受限也不一定是老年人放弃养宠物的标准。比如，与养狗相比，照顾猫、小型动物或观赏鱼需要的身体活动要少得多。

对老年人来说，除了宠物带来的压力之外，还有一个问题：他们对宠物过于强烈的爱可能导致他们忽视自己。例如，年老的宠物主人可能会因为担心一旦住院不知道谁能照顾他们的宠物，害怕宠物被送到动物收容所，而不愿意进行彻底的体检。在我们看来，这是一个迫切需要解决的问题。在一个老龄化的社会中，越来越多的老年人拥有宠物，应该建立邻里网络，护理服务也应该考虑如何通过寄养等方式照顾他们患者的宠物。此外，老年人和宠物可以共同居住在养老院中应该成为现今的标准。

除此之外，宠物对老年人几乎没有真正的负面影响。除了照顾上的潜在压力外，猫或狗最危险的可能是使人跌倒，尤其是超过 75 岁的老人。与宠物同住的老年人跌倒的风险明显提升。大多数事故发生在与狗互动时，例如过马路时，或者被狗拖下楼梯。老年人也经常被正在睡觉的宠物绊倒。但这并不是恐慌的理由，因为这件事的实际情况可能没有听起来那么危险，至少在美国，因为狗或猫而跌倒的个人风险发生概率每年只有 0.03%。

关于心理健康，养宠物也有一些需要注意的阴暗面：宠物的去世对主人来说通常是件非常悲伤的事——有个别案例报告描述了严重的抑郁发作，有些宠物爱好者甚至因此选择放弃自己的生命。因此，即使是宠物，也并非完全没有风险和副作用。

朱普·海因克斯（Jupp Heynckes）就是一个优秀的例子，他 70 多岁时身体仍然很健康，能够在短短 3 个月内带领拜仁慕尼黑足球队重新走上成功之路。[84] 朱普·海因克斯住在施瓦尔姆塔尔的一个小镇费舍恩，他与他的狗坎多——他最忠实的朋友——以及两只非常亲密、需要爱抚的猫一起度过很多的时间。朱普·海因克斯说："这些动物就像是我的家人一样。"

朱普·海因克斯并不是个例，这一点从许多科学研究中都可以看出。总的来说，宠物对我们健康的保护作用有着相当简单的解释：狗的主人身体活跃度更高，更能保持心血管系统的健康。显然，带着猎犬在田野和森林中漫游比养一只超重的宠物狗更有益于健康。一只温和的寻回犬对你可能比一只神经紧张的比利时牧羊犬或一只社交不友好的比特犬更有益。或者，一只猫更适合你，因为你已经不能再频繁地出门了。

这不仅关乎耐力训练，还涉及人与动物之间的紧密关系。海因克斯就曾明确表示，与坎多一起晨间郊游已成为他的日常。他曾在拜仁慕尼黑队在卡塔尔集训时分享过："坎多已经12岁零4个月了，那是一段很长的岁月。我们一起慢慢散步，边走边聊天。"

关于宠物的疗愈效果有一个悖论：这种有效性是基于它们是动物这一事实的，它们处于人类思考和体验的范畴之外。我们在它们身上发现了熟悉之处，同时又感受到了它们的不同和陌生。这两个极端组成了动物具有疗愈作用的基本原因。我们体验到了深刻的亲近和熟悉，同时也感受到了不同和陌生。正是因为它们与人类的思考和感受不同，而且坚定地只满足自己的需要，才让我们能在它们身上看到一部分自己，这可能是具有疗愈性的。

这里有一个重要的原则：动物只有在你喜欢它们，而且最好是一直喜欢它们的情况下才会帮助你。那些一直是生物亲和者（Biophiliac），喜欢自然，或者更好，是动物爱好者（Animaliac）的人，能更好地从动物的疗愈作用中受益。然而，那些以前从未寻求过与动物的关系，也从未拥有过宠物的人，如果他们养了狗或猫，可能收获不大。但并不是所有情况都是如此无望的，比如著名的精神分析家西格蒙德·弗洛伊德，他在一生中很长的一段时间内都鄙视动物。直到72岁时，他才得到了他的第一只狗，然后就开始了一段持续到去世的深厚的爱。一个曾经鄙视动物的人成了一个真正的动物爱好者。

来自维也纳大学的行为学家和生物学家库尔特·科特夏尔对此有着精辟的见解："如果我们看到一段良好的关系，特别是一段与狗和其他'动物伙伴'的良好的关系对我们的幸福和健康所起到的作用，那么，你可能会认为，如果没有与动物建立关系，人类是不完整的！"

副作用

动物可以带来治愈的效果，因此，动物就像是一种可以使用的物品，这种方法可以被称为替代疗法。人们可能会认为，宠物就像一种神奇的药物，您可以在家中而不是在医院使用，仅通过它们的存在，并抚摸、拥抱或照顾它们，就能

143

让我们保持健康。这种神奇药物您可以随时使用，既不用去看医生也不用去医院。

不幸的是，我们必须告诉您，事情并非如此简单。因为我们的动物不是药方上开出的实实在在的药丸，它们更多的是有着自己需求的生物。它们需要我们花费时间和金钱，并且，您可能不会相信，它们也有副作用。因此，关于风险和副作用，请阅读以下内容或咨询人与动物关系方面的专家。

动物也会使人生病

当然，动物是具有疗愈作用的，但这不是全部真相。过分亲近动物的人可能会感染恶心的细菌或寄生虫，这并不总因为动物生病或脏乱，它们的食物中也可能充满了细菌。如果处理完干猪耳朵等食物后不洗手，人们很容易感染沙门氏菌。在被舔干净的食盆、饮水器、食槽和湿漉漉的亲吻中，当然还有粪便中，都潜伏着看不见的病原体。

但这并不意味着您应该害怕养宠物。恰恰相反，养宠物的益处远远大于风险。尽管没有确切的研究显示本地区宠物主人感染宠物传播的严重疾病的频率，但我们相信这种危险并不特别高。

您也无须采取极端措施来阻隔自家宠物的细菌，做到这一点仅需少量的疫苗接种和简单的卫生措施：与宠物接触后洗手；将狗和猫赶下自己的床；清理花园中的粪便或定期清理草坪；将宠物食品与厨房食品分开存放。当然，还应定期仔细检查宠物，例如它是否有瘙痒的地方、掉毛，或是否有腹泻。如果有，就该去看兽医了。

盲目的爱是有害的

1968 年 10 月，披头士乐队录制了他们的专辑《白色专辑》（*White Album*），其中收录了一首爱情歌曲《亲爱的玛莎》（*Martha, My Dear*）。大多数人以为这首歌是保罗·麦卡特尼（Paul McCartneys）对他多年的女友简·阿舍尔的一封追念信，因为她几个月前和他分手了。错了，这首歌是他对他心爱的"玛莎"———一只长须柯利犬的爱的宣言。

就像麦卡特尼一样，我们都爱我们的宠物。但对动物的爱总是带有一种自我中心的色彩，因为这种爱主要是为了满足人类自己。即便是强烈的关怀，最终也是以自我为中心的。不过，这对我们并不一定是障碍，对我们的动物也不一定是有害的。

然而，爱可以使人盲目，盲目崇拜也只是伪爱。有些被极度宠爱的动物被神化，成为个人存在和拥有幸福的象征。生活中唯一的焦点就是关心那些小毛球和小鸟儿的幸福。一种显而易见的危险是，这使它们变成了有毛皮或羽毛的"小人类"。与它们交流就像与人类交流一样，在幻想中，它们会说出"妈妈"或"爸爸"之类的词。它们被穿上婚纱，或被放在婴儿车里推来推去。

有些夫妇花费在照顾宠物身上的时间比花在自己或孩子

身上的时间还要多，尤其是女性，她们更愿意和宠物在一起而不是和伴侣在一起——这可能很快就会威胁到伴侣关系和家庭。[85]

在盲目的爱中，人会完全迷失自我，失去对自身力量和个人身份的感觉。这种情况尤其容易发生在一个人未能成功赋予生活意义的时候。所以，他们会试图在心爱动物的生活中寻找生命的意义。动物成了一种瘾。这可能严重危害您和它们的健康。

当我们陷入盲目时，我们看到的只是自身的投射，而不是真正在我们面前的动物。心理学家西尔克·韦克松（Silke Wechsung）在波恩大学进行一项研究时发现，大约每5个狗主人就有一个被认为是"注重声望和有人情味儿"的。[86] 对这类人来说，狗是用来抬高身价的，这有时会产生恶劣的副作用。例如，当狗主人带着他们的宠物参加各种课程时会感到焦虑，因为狗在课程中感觉无趣，表现没有达到主人的预期。这样做对他们和动物都不一定有好处。如今，对动物最常见的虐待形式是我们对它们的溺爱。我们看似不再虐待和折磨它们，然而它们却在我们的喜爱和自私的爱中受苦。例如，我们把它们放在价值1400欧元的路易威登托特包里带去购物，为它们购买设计师定制的小外套，或给它们戴上施华洛世奇水晶的项圈。对我们的宠物来说，最好的是它们可以保持原本的样子：只是一只动物。这也是其中的疗愈所在：不是让它们适应我们的期望和需求，而是充分并享受地接受它们原本的样子和与它们相关的一切。

有些动物令人生厌

在关于健康的研究中，经常会出现的一个问题是，在困难的情况下，通常的智慧是否适用。正如我们所描述的，许多研究表明，动物会对我们的健康产生积极的影响，但某些失望的宠物主人可能会质疑这是否也适用于他们。因此，当宠物对其主人不友好且共同生活变得痛苦时，是否说明宠物的好处被高估了？还是对正面的关注超过了对负面的关注？

我们曾经在一项独立的研究中对这一点进行了调查，发现问题犬的行为与主人的健康之间没有关联。即使狗用力拽着绳子、毁坏家具、吠叫赶走邮递员或冲向其他狗，有些主人还是觉得它是地球上最可爱的那只狗。你知道的，"它只是想玩耍"——但它吠叫、咆哮并用全力拽绳子，以至于人们不得不绕道而行。

不是只有养狗者会受到自己糊涂的主观感知的影响，养马者也倾向于为自己马匹的问题行为辩护。他们只从最积极的角度来描绘自己心爱的宠物，忽略了这对人和动物可能是危险的。对于我们来说，重要的不是动物的"客观"行为，而是我们如何"主观"地感知它。

我们从自己的经验中知道，一只狗可以给人带来很大压力：我们的贵宾犬艾拉就有着非常有创意的性格。当我们和它一起开着房车旅行时，我们必须非常仔细地观察露营地上的其他人是如何经过我们的房车的，以及他们是否带着一只狗。我们永远不知道艾拉会认为谁是威胁，然后疯狂狂吠着冲下房车。有时候，连椅子和桌子都会飞起来。我们永远无法完全地放松，每次的攻击都会使我们的心率和血压升高，让我们进入典型的紧张状态，这对我们的健康没有好处。其他露营者对待他们狂吠不止的狗的方式与我们不同。他们非常冷静，并说它只是想玩耍。也许我们当时也应该这么反应，那么它们的行为对我们来说可能会轻松得多。这表明，动物是否会对我们的健康产生有害影响，取决于我们自身的观点。

当然，动物中也有一些个体的行为有着严重的问题，以至于对我们的健康直接有害。有些狗会咬人，有些猫会抓人，有些马会踢人，但幸运的是，这些情况是很少见的。

那些不符合动物本性的疗愈

以前我们认为，只有在人与动物之间建立了持续、积极和合作的关系时，动物才能产生疗愈作用。但今天我们已经知道，即使是受到压力的动物或不理睬主人的动物也被许多人视为具有疗愈作用。为什么会这样呢？因为人们经常错误地解释他们的狗具有挑战性的行为。

149

举个例子来说明这一点。曼弗雷德在辛苦工作了 12 个小时后回到家，早已在门口的斯努比对着他高高跃起。"我的斯努比很高兴我回来了，"曼弗雷德想，"它真是太可爱了。"但也许斯努比跳跃的目的完全不同："老家伙，你去哪里了？为什么把我一个人扔在这里，你这个浑蛋！"

如果我们进一步思考，一个令人发笑的想法就会浮现出来：也许起到疗愈作用的不是动物本身，而是我们对它们的温暖的想象。

尽管一些不幸的动物被一些人视为具有疗愈作用，但我们仍应该仔细思考如何对待我们的宠物。对我们来说，毫无疑问，我们的宠物有权过上符合它们种类和动物本性的生活。我们并不是指狗应该有多少水晶项圈和设计师定制枕头，猫有什么昂贵磨爪树，马有什么高科技的毯子，而是指我们为宠物所做的事情，要确保它们真正过得好。因此，我们呼吁您要深入了解宠物的真正需求。它们的栖息条件应该符合它们的物种特性。它们应该吃什么，吃多少次？需要多少休息时间和活动时间？最重要的是，什么活动对它们有益？

因此，我们想提醒大家，宠物培训市场上存在着许多自封的培训师和顾问，他们声称自己取得了出色的成绩，但通常使用的方法并不真正符合动物的需求。有些方法听起来可能很友善和无害，但实际上并非如此。在这里详细讨论特定的培训方法和工具将超出本书的范围，尤其是在涉及马和狗的情况下。但我们想请您仔细考虑特定的培训工具和方法对您的宠物的实际意义，以及它们可能对您与宠物之间的关系产生的影响。因为不符合动物特性和品种的饲养方式会对您的宠物产生严重的心理和身体影响，反过来这又会影响宠物主人。在一项研究中，研究人员指导抑郁症患者如何更好地对待他们的狗，结果在短短几周内，狗的行为发生了改变，

150

人与狗之间的关系变得更好，而抑郁症患者的症状也明显减轻。

动物并不总是有治愈作用，也不是对每个人都有效

没有完美的生物。因此，完美的动物和完美的人一样都不存在。就像人一样，每只动物都有权利某一天感觉不好，某一天没有治愈作用。我们不能期望一种生物在所有方面都能像我们所期望的那样工作。我们应该接受动物所能提供给我们的一切。

即使是猎犬也不会使每个人都变成狂热的徒步旅行者。并不是每只鹦鹉都能确保住宅里没人吸烟。那些从未与动物打过交道的人，也不会因为新来的猫而摆脱他们的坏情绪。每个人都明白，并不是每个人都能通过与马、猫或狗的相处变得健康，这要看是否适合。

至少对于狗来说，我们知道主人的个性与狗的行为之间存在密切的关系。这意味着，狗主人应对特定情况的方式可以影响狗的行为，最终也会影响狗的个性。因此，那些拥有不安全回避型依恋关系的人，他们的狗通常表现出分离焦虑；那些拥有悲观或神经质特征的主人，他们的狗通常更加谨慎和害怕。[87]为什么会这样呢？我们不确定，但可能是因为狗能够准确地读懂主人的情感。它们每天都看到主人的害怕表情，所以认为如果主人害怕，那么世界可能是危险的。因此，狗会警惕地观察潜在的威胁，并且经常感到紧张。悲观的狗

主人通常会拥有应对压力能力较差的狗，这又会影响主人。[88]
因此，主人的个性和狗的行为之间存在相互作用，这反过来
又会影响到动物是否被视为对健康有益。

探戈舞蹈需要两个人共舞。因此，我们不应该指望我们
的宠物会解决一切，而是应该为了保持身体和心理健康付出
自己的努力。

当动物生病或死亡时

"通常情况下，对大多数男人来说，一只猫的死亡意义不
大，但我全心全意地爱着猫咪泰克，毫不夸张地说，这只猫
的死亡，于我来说，就像是我的小弟弟死了"，杰克·凯鲁
亚克（Jack Kerouac）说。[89] 60 年前，他的著作《在路上》
（On the Road）问世。这位美国"垮掉的一代"代表性作家
以他的"流浪者圣经"在文学史上占据了重要地位。他是个
猫迷："泰克曾经是我的宝贝，它还是只小猫时，只睡在我的
手中，它的小脑袋挂在那里，或者只是呼噜呼噜地响。泰克
的离世确实让我感到非常沮丧，一个朋友说：'也许你应该去
度假小屋待几个星期，或者干脆喝点酒吧。'是的，我就是这
么做的！"

正如杰克·凯鲁亚克所言，动物并不总是能够成为我们
的心灵抚慰剂。当它们生病时，我们会为它们担心，这时我
们也会感到很焦虑。当动物受苦时，我们也同样受苦。俄亥
俄州肯特州立大学的玛丽·贝丝·斯皮茨纳格尔（Mary Beth

Spitznagel）博士领导的研究团队发现，拥有生病宠物的主人通常会承受更多的压力，出现明显的抑郁和焦虑症状，生活质量也明显下降。[90]他们对社交联系的兴趣也较少，并且存在更多的社交问题。

由于过去的几十年里，我们与宠物的关系发生了显著的变化，所以人们在宠物生病或去世时感到非常悲伤并不令人惊讶。深受喜爱的宠物已经成为家庭的忠实成员，对它们的悼念程度与对人类亲属的悼念程度是相同的。

贝蒂娜的经历也是如此。当 6 岁高龄的矮种兔莎拉不得不被安乐死时，整个家庭都坐在客厅里眼泪汪汪的，就连贝蒂娜的父亲，那个几乎不关心动物的人，也像个小孩一样抽泣不已。有一段时间，每当他们去洗手间时，都会绕过虚空中的兔笼，好像兔笼还摆在那里一样。

悲伤往往是无穷无尽的，丧失宠物的痛苦有时可能比失去人类亲属的还要剧烈。在宠物去世后，超过 90% 的宠物主人表示，这种丧失比他们失去母亲或祖母更加沉重。为什么会这样呢？因为我们通常与我们的宠物有着非常亲密的关系——我们与它们日夜相伴，它们依赖我们照顾。由于它们的去世，我们通常第一次亲身而具体地面对死亡和丧失。对于人类的丧葬仪式和安葬有一套规定，而且通常我们不需要处理尸体。但当我们的宠物去世时，我们常常会孤立无援。我们必须决定是否需要安乐死，处理或埋葬宠物的尸体。此外，许多宠物主人在宠物去世后还感到社交上的孤立，因为他们的悲伤常常不被理解，人们的反应通常是："它只是一只狗而已！"

　　许多人并没有意识到，宠物的去世可能会引发深刻的悲伤，并且这种悲伤可能会持续很长时间。通常，人们常常感到非常惊讶，一开始无法理解自己的强烈情感。社会上的污名感会加剧这种痛苦。也许悲伤之所以如此深刻，是因为我们觉得自己不能因为宠物的去世而悲伤，因为我们担心自己的悲伤会让身边的人感到烦恼。然而，这时我们常常会感到很孤独，这很糟糕。因为我们知道，我们谈论失落的次数越多，我们的悲伤就越趋于正常化。

　　幸运的是，在我们的社会中，人们的态度正在逐渐改变，越来越多的人已经接受了对宠物的哀悼。

04
犬类作为生活助手

到目前为止，我们已经讨论了宠物如何使我们的身体和心理更加健康。在我们描述动物如何支持我们的治疗工作之前，我们想向您介绍一种非常特殊的动物助手：辅助犬。

一只辅助犬首先是一只普通的家庭狗，如前所述，它是社交中介，能提高自尊心和自信心，给人一种被需要的感觉。但对于某些人来说，狗不仅是忠实的伙伴，还是日常生活中的助手。它们承担特定的任务，帮助它们的主人更好地应对日常生活。

一切始于 1890 年让·邦加茨（Jean Bungartz）和德国卫生犬协会（Deutscher Verein für Sanitätshunde）的一个想法。德国卫生犬协会旨在训练可以在野外找到受伤士兵、取回物品，尤其是可以帮助身体受伤的士兵的狗。但他们的另一个想法却更加成功：将狗训练成帮助盲人的导盲犬。1916 年，海因里希·斯托林（Heinrich Stalling）在奥尔登堡（Oldenburg）创立了世界上第一所导盲犬学校。将狗用作导盲工具的想法并不是现代的发明：公元前1世纪，古罗马赫库兰尼厄姆（Herculaneum）的一幅壁画就描绘了一只狗正在协助盲人。但将动物系统地训练成盲人辅助工具的想法是在第一次世界大战爆发后才产生的。1916年10月，第一只按照当时的标准受过训练的导盲犬被交给士兵保罗·费恩（Paul Feyen）。[1]费恩在第91奥尔登堡步兵团服役，因失明而返乡。不到10年后，就已经有了1000只导盲犬。如今在德国，大约有2500只受过训练并通过考核的狗担任盲人的向导。

不仅狗可以为盲人导航，在美国，世界上最小的马种之一法拉贝拉马（Falabella）也被成功地运用于这一领域，并享有类似的地位。人们特别欣赏它们强大的抗压性、广阔的视野和长达30年的寿命。盲人和视力受限的人通常会选择盲人马，尤其是那些对狗毛过敏或生活在阿拉伯文化圈的人，因为在那里，狗被视为不洁的。

逐渐地，这些使用领域不断扩大。今天，一些狗可以警示癫痫发作、高血糖或低血糖，或者通过触摸来提醒听力受损的人电话响了、有人敲门或存在其他噪声来源。

2018年，已故的美国前总统乔治·赫伯特·沃克·布什的辅助犬萨利站在他灵柩前的照片在全球传开。布什患有帕金森症。这只拉布拉多寻回犬是他的"辅助犬"，帮助他拾起掉落的物品、开门和关门等。我们今天将这些狗称为生活技能支持犬。它们在日常生活中是助手，能够帮助残障人士实现尽可能的独立，并积极参与社会生活。

就像这位美国前总统的情况一样，这些狗不仅对残障者本身有价值，而且对他们的家庭也很有价值。一项研究表明，对聋哑儿童来说，这些狗不仅能对孩子本身产生积极的影响，而且对整个家庭也有积极影响。孩子更容易入睡，拥有更好的自尊心、更强的语言能力，父母对孩子的安全担忧也减少了。整个家庭生活更加轻松。

购买一只辅助犬，一切就会好起来吗？说起来容易做起来难。不仅残障者本人，而且整个家庭都必须充分地了解狗。在全面接受基础培训后，必须有足够的时间让狗融入家庭并在专业指导下进行培训。在培训过程中，绝不能缺少乐趣。为了最大限度地履行服务功能，狗与残障者需要建立密切的关系。但这又有一个缺点，那就是，当狗发现对它来说关键的那个人物不在场时，经常会出现分离焦虑。周末与其他人一起出去玩，没有狗的假期———一切都不再那么容易。在度假计划中，飞行或不允许携带狗的度假胜地都不再适合。如果情况绝对无法避免，比如要住院治疗，那么一个可靠的寄养家庭是不可或缺的。家庭中的每个人都必须清楚地知道，狗虽然有重要的任务，但它也是一个有特定需求的家庭成员。

还有一类特例是所谓的"精神健康服务犬"。它们是专门为满足孤独症患者或创伤后应激障碍患者等的个人需求而挑选和培训的。

丹尼尔在外出的时候，有时会突然感到恐慌，好像一切都突然变得拥挤。他的心跳加速，开始颤抖。他感觉受到了威胁。5年来，这位年轻人几乎不敢出门。但是今天，丹尼尔可以再次在弗赖堡漫步。原因是洛基一直陪伴着他。

洛基的注意力高度集中。这只狗在步行区警惕地行走，竖起耳朵，尾巴轻轻摆动。它时刻关注着行人，对其他狗则置之不理，处于工作模式中。它会确保丹尼尔不会陷入拥挤之中。如果没有洛基，丹尼尔现在不会在这里，是这只黑色的霍夫瓦尔特犬给了他安全感。洛基是一只为患有创伤后应激障碍的人提供协助的辅助犬，具体来说是为丹尼尔·卢克设计的。他曾经是在阿富汗作战的一名士兵。那些被炸掉的手臂、流血的伤口和有人尖叫的画面一直在他的脑海中。你看不出这位精力充沛的男子患有失眠、噩梦和疼痛性肌肉紧张症。他患有惊恐症，很难忍受人群拥挤的场合。

有了洛基，丹尼尔重新投入生活。对他来说，以前即使是去自动取款机都充满了威胁，因为当他专注于屏幕和按钮时，他无法观察到背后发生的事情。今天，这一切都由洛基来完成。它安静地躺在丹尼尔旁边，嘴巴朝向过道。如果有人走到旁边的自动取款机，狗就会站起来并用头跟随这个人——这样它就向主人传达了周围发生的事情。洛基和丹尼尔是一个完美配合的团队。洛基可以读懂丹尼尔的肢体语言并感知他的情绪。当一个男人从后面靠近时，霍夫瓦尔特犬会本能地感觉到丹尼尔的不安，会站在路人和丹尼尔之间，给丹尼尔带来安全感。

创伤后应激障碍辅助犬可以帮助患有此症状的人摆脱闪回状态，即一种让他们感到自己又回到了暴力场景的状态。

丹尼尔在这种情况下会感到害怕和恐慌，会发生晕厥，就像在执行任务时一样，他无法再意识到自己身处当下，身处弗赖堡，一切都是安全的。这种状态可能是由一个词语、一种气味或一个情境引发的。洛基会立即察觉丹尼尔僵住、颤抖、呼吸急促或嗅觉异常。它会不停地碰触丹尼尔，直到丹尼尔按照在心理治疗中学到的方式采取行动，从急救包中拿出一个带刺的球或咬上一颗辣椒。任何能够在身体上造成疼痛的事情都可以将他带回现实。

在精神健康服务犬协会的一项研究中，超过80％的受访创伤后应激障碍患者称他们的症状减轻了，有40％的人能够在辅助犬的帮助下减少使用药物。

为孤独症患者培养辅助犬也是一个相对较新的领域。1997年，加拿大"国家服务犬"组织为孤独症儿童训练了第一只狗。

坎迪动，诺莉亚也动。坎迪停下来，诺莉亚也停下来。坎迪避开障碍物，诺莉亚也是如此。坎迪有专门的工作背心，诺莉亚则通过腹带和一部分牵引绳与坎迪相连。妈妈娜迦拿着牵引绳并领着狗。腹带使父母更容易带着诺莉亚去城市里。如果诺莉亚想要跑到马路上，狗背心上会有拉扯的力量，坎迪会立即躺下来。这样，诺莉亚就无法轻松跑开。因此，坎迪对父母来说是一种支持，是他们的延伸。父母不必一直盯着患有孤独症的女儿，也不必一直拉着她的手。他们可以在购物时打包和付款，因为他们知道诺莉亚会和坎迪在一起。更重要的是，当诺莉亚与坎迪一起散步时，她会更加快乐，

160

不容易感到不安。

研究表明，患有孤独症的儿童使用孤独症辅助犬有积极的效果：父母们发现他们的孩子现在更安全了，不再受环境的威胁，周围的人对他们更尊重和更有善意，他们自己在与孩子互动方面感到更有能力。孩子的行为也发生了变化：恐惧和愤怒减少了，休息和睡眠时间增加了。父母们在夜间感到更加安全，这提高了他们的睡眠质量和数量，增强了他们的自尊心。此外，辅助犬使所有家庭成员都经历了更少的压力和更多的社会认可。[2]

"史努比实际上没有完成它的培训任务，但有了它，我感觉更舒服，它让我快乐，"16岁的孤独症患者詹妮说，"我感到更安全，害怕的次数更少。"坐轮椅的安娜补充说："有一天我在购物中心，每个人经过我时都在微笑。这是因为娜拉在我身边看起来很友好。它让商店里的每个人都感到幸福。当我带着一只狗时，人们会用不同的眼光看待我。我不再是坐轮椅的女孩，而是有狗的女孩。如果人们以不同的方式看待我，我也可以以不同的方式看待自己。"

这只是其中积极的一面。消极的一面是，尽管人们已经有一些研究，但仍然缺乏确凿的科学证据，逸事和个案报道很多，但科学事实稀缺，仅存的少数研究也只具备有限的代表性。而且，辅助犬的工作非常困难。例如，孤独症辅助犬必须适应不断变化的环境，并与大声尖叫、做出不可预测的行为、情绪迅速变化、有时愤怒甚至具有攻击性的儿童一起工作。所有这些都不利于狗与孤独症儿童建立亲密联结。[3]

同时，还有许多困难涉及如何为狗提供良好的生活：不足的"自由"时间甚至几乎没有休息时间，体重超重，由儿童引发的无意的伤害，如拉毛、拉尾巴、抓脸等。[4]

难怪一些辅助犬在几年后就无法再可靠地执行任务。这种情况出现的原因包括攻击性行为的增加、疾病的发生、对陌生人的持续恐惧或过度兴奋。这都可能会对家庭造成负担。[5]辅助犬的压力性疾病也更常见，寿命明显短于家庭犬。此外，财务和时间上的负担也被严重低估。因此，不足为奇的是，在一个 5 年的观察期内，超过 50% 的所有者表示，他们的辅助犬已经成了负担。

虽然这些狗对残障者非常有帮助，但我们仍然必须问自己，将狗置于如此巨大的压力下道德上是否可以接受。考虑到狗大部分时间都在睡觉或休息，人们开始担心，当预警犬需要全天候保持活跃时，是否可以为狗提供一种适合它们的生活方式。

对我们来说，狗可以轻松地成为辅助犬这种想法，是一种梦想。在某些方面，不经思考地将狗用于残障者在动物伦理方面是有问题的，有时这甚至可能是虐待动物的行为。辅助犬应仅在有正当理由的个别情况下，由专门的跨学科团队培训。

归根结底，辅助犬最有意义的用途是作为可靠的陪同者、朋友或伙伴。因为，狗提高了整体的幸福感，提高了生活质量。[6]

05
动物和治疗

　　宠物，顾名思义，通常是住在我们家里的。因此，我们大部分时间都有它们陪伴在身边。治疗则是一种受控的人际关系，通常每周只进行几小时。由此可见，草地上的未知动物、亲昵的宠物或在治疗中的动物，肯定各有不同的影响。这就引出了一个问题：动物在治疗中如何才能发挥特别的作用。首先，如果我们仔细了解动物辅助治疗的起源，这个问题就容易回答了。其次，我们将描述动物作为协同治疗师能带来哪些额外的好处，以及在哪些疾病中它们作为额外的治疗选项特别有价值。最后，我们将讨论动物辅助治疗中最著名的方式海豚治疗，以及农场动物的特殊能力。

动物疗愈的根源

　　在动物辅助治疗的早期发展中，有 4 件事格外突出，它们为我们提供了深入了解动物为何能成为出色的协同治疗师的线索。首先是西格蒙德·弗洛伊德收到了一只叫作丑丑（Chow-Chow）的狗；其次是鲍里斯·莱文森和他的狗铃铛（Jingles）与小约翰尼相遇；再次是萨姆·科尔森（Sam Corson）和伊丽莎白·科尔森（Elizabeth Corson）放弃了一个计划中的研究项目；最后是伊莱恩·史密斯（Elaine Smith）认识了烟熏（Smoky）和下士威廉·韦恩。接下来，我们将介绍这4个案例。

从蔑视动物到爱犬人士

心理治疗之父弗洛伊德在72岁高龄时也开始与狗为伴。尽管西格蒙德·弗洛伊德曾长时间鄙视动物，但在他生命的最后11年里，名叫利恩和乔菲的两只松狮犬成了他的忠实伙伴。弗洛伊德承认，自己从不是动物爱好者。然而在1925年，他为女儿安娜带回了一只名为沃尔夫的牧羊犬，在她长时间散步时为她提供保护。弗洛伊德对沃尔夫抱有友好的厌恶，并且只是慢慢习惯这个新的同伴。安娜·弗洛伊德甚至带着她的狗去进行治疗，虽然沃尔夫是个良好的守护者，但在治疗方面才能有限，它倾向于向病人吼叫和扑上去。[1]

尽管弗洛伊德不情愿，他的女儿安娜还是在1928年送给了他一只叫作利恩的松狮犬，这改变了他的生活和工作方式。因为弗洛伊德也开始带着利恩去进行他的心理治疗了，当利恩在一次意外中去世后，他又开始带着乔菲。他逐渐被乔菲

165

的高度敏感性所吸引，确信乔菲比他自己更能识别患者的紧张情绪。如果乔菲直接待在病人身边，就表明病人相对平静和放松。如果乔菲躲到治疗室另一端，弗洛伊德就能确定病人很紧张，即使患者对他保持着冷静。弗洛伊德还发现，特别是在心理治疗初期，如果房间里有狗，患者会感到更加舒适。他们可以"通过乔菲"与弗洛伊德交谈，直至感到更加安全后，才开始直接与他对话。与狗的接触就像打开一扇门，帮助他们更快建立关系。因此，在他的晚年，弗洛伊德从一个讨厌狗的人转变成了热情的爱犬人士。

动物是沟通的桥梁

20 世纪 50 年代末，在布鲁克林，一个阴雨连绵的日子里，儿童心理治疗师鲍里斯·莱文森正在整理他的治疗记录。像往常一样，当工作室里没有病人时，他的金毛寻回犬铃铛蜷缩在他脚下。这时，他诊所的门铃响起，将工作中的鲍里斯·莱文森吓了一跳。他打开门，惊讶地发现约翰尼和他的父母已经在门外等待。他们的到来比预约的时间提前了很多。约翰尼是一个有着严重社交焦虑的男孩，他的父母绝望了，因为迄今为止的所有治疗都未见效，而且他即将被送入精神病儿童之家。当鲍里斯·莱文森邀请客人进入时，铃铛悄无声息地冲到门口，热情地迎接约翰尼，跳起来舔他的脸。莱文森本想严厉地叫回铃铛，但他注意到约翰尼并没有害怕的反应，而是拥抱并抚摸着狗。莱文森邀请那对父母进入他的诊室。在他与父母交谈时，约翰尼只顾着和铃铛玩，他们显然在一起很开心。过了一会儿，约翰尼问莱文森，所有来他诊所的孩子是否都能和铃铛玩。在得到心理学家肯定的回答后，约翰尼说："那我也会再来和铃铛玩。"于是，他开始定期、准时地来参加治疗。他的父母惊讶地发现，他们不再需要强迫约翰尼去参加治疗了。他再也没有尖叫、哭泣或发脾气。约翰尼继续对莱文森不太关注，只是忙于与铃铛玩耍。莱文森利用这个时间来观察约翰尼。他发现约翰尼在与铃铛的游戏中创造了自己的世界，有着自己的界限、意义，最终构建起了自己的现实。一段时间以后，莱文森才被接纳进约翰尼和铃铛的共同游戏中，分享一人一狗的共同冒险。这为治疗师打开了一扇通往约翰尼世界的门，在那个世界里，那个孩子感到很安全。穿越这扇门，莱文森得以理解约翰尼的世界。约翰尼对铃铛的喜爱最终也转移到了莱文森身上，他们之间建立了一种信任关系，在这种关系中，约翰尼开始谈论他的问题。他还学会了更好地应对自己的困难，最终顺利结束了治疗。莱文森认为，铃铛对约翰尼治疗的成功有重要的贡献。[2]

在这次经历之后，莱文森开始在其他病人的治疗中将铃铛作为"打破僵局"的工具，这使他的小病人们比以往更加向他敞开心扉，放弃了他们的矜持和固执。尽管被许多同行嘲笑和讽刺，莱文森依然坚信，动物在治疗精神障碍方面，特别是对儿童，是一种宝贵的补充。他在 1969 年出版的《以宠物为中心的儿童心理治疗》一书中描述了他的经验，这本书被认为是现代动物辅助治疗的基石。[3]

破　冰

大约在同一时期，在向西约 580 公里的俄亥俄州立大学精神病学诊所，萨姆·科尔森和伊丽莎白·科尔森建立了一个动物实验室。萨姆·科尔森是精神病学和生物物理学教授，他的妻子伊丽莎白是他的科学助手和实验室管理者。他们想要观察狗在不同实验学习情境下的行为，因为他们认为，狗的行为能够帮助他们深入理解儿童和青少年的行为。

犬舍设在诊所的一个侧翼楼，没有隔音设施。因此，那位已经几个月没有说话，非常内向的 16 岁少年杰瑞，总是听到狗在不断地吠叫。有一天，他问他的护理人员是否可以去看看狗，甚至是否有可能喂养和照顾它们，这让他的护理人员非常惊讶。因为狗经常吠叫，所以他认为它们可能状况不佳。他被允许这样做了。不久，杰瑞成了一个相对而言健谈的男孩，他兴奋地谈论着"他的"狗。他的热情感染了其他患者，从那时起，这些青少年开始关心照顾狗。科尔森夫妇对此感到惊讶：通常不遵守规则和约定、几乎不说话、缺乏动力甚至经常表现出攻击性的青少年，开始照顾四足动物后，变得平静和可亲近了。令科尔森夫妇更惊讶的是，整个病区的气氛都发生了变化。青少年与护理人员之间的关系变得更加轻松，护理人员之间也相处得更友好，形成了一种新的"团队精神"，正如科尔森所称。与狗的接触和对它们的照顾产生了一个难以置信的结果——病区形成了更加人性化的氛围。[4]

这些令人惊讶的变化促使这对科研伉俪停止了他们之前

的项目，并启动了一项新的研究，旨在科学地证明狗对精神病患者可以产生哪些影响。他们特别选择了那些对传统治疗方法没有反应的病人进行研究。这项试点研究令人难以置信的结果是，在 47 名患者中有 28 人出现了显著改善。这些患者减少了退缩到自己房间或待在床上的行为，他们似乎更加满足，并且更多地寻求与护理人员和治疗师的联结。

科尔森夫妇在不同的案例研究中报告了个别患者的积极进展。例如，他们报告了关于玛莎的案例，她是一位 23 岁的护士。玛莎在被送到诊所时表现得很困惑并发出奇怪的声音。她被诊断为"紧张型精神分裂症"。她没有从药物治疗中受益，也没有从 25 次电击治疗中得到改善。相反，她完全闭塞了自己，最终变得沉默。在与狗的接触中，她起初只取得了一点进展。但是，经过一段时间后，她开始对一只狗产生了兴趣并抚摸它。最终，她甚至开始与它说话，后来还带着狗在诊所的走廊上走来走去。护理人员注意到，玛莎对狗的来访表现出期待，甚至还会与其他病人讨论那只狗。她现在也会回答她的心理治疗师的问题，并展示出丰富的词语储备。她所取得的进展如此惊人，以至于一段时间后甚至可以出院了。

如果青少年能从与狗的接触中获益如此多，那么对于年长的、孤独的人来说应该也同样有效。为了验证这一点，科尔森夫妇于 1975 年将他们的四足助手带到了俄亥俄州米勒斯堡的城堡养老院（Castle Nursing Home）。对于那些大多数需要卧床或使用轮椅的居民来说，狗是一个受欢迎的变化。

这些狗帮助了经常依赖他人、表现出婴儿般退行、忽视自己的居民们，鼓励他们更多地关怀自我和承担责任。[5] 由此，萨姆·科尔森和鲍里斯·莱文森一样，也成为动物辅助治疗的创始人之一。

动物医院

安德鲁·狄更斯牧师有时候独自一人前往医院探病，有时会带上他的金毛寻回犬塔克一同前往，这引起了护士伊莱恩·史密斯挑剔的关注。在她看来，病人和狗并不相配。然而，令她惊讶的是，许多病人在牧师单独探访时是悲伤的。但如果牧师带着他的狗一起来，他们就会变得更加健谈，对自己的不适关注得较少，随后心情也会大为改善。

第二次遭遇改变了她的生活。二战后，她遇到了下士威廉·韦恩和他的约克夏梗犬"烟熏"。韦恩在1944年3月的一次军事行动中，在新几内亚的路边发现了烟熏。[6] 尽管军规禁止，但烟熏甚至在战斗行动中陪伴着威廉。他注意到，烟熏给了他力量和安慰。当他因伤被送往233号医院时，他的战友们将烟熏也带到了医院。人们很快就明显地看出，烟熏不仅仅使威廉振奋，还迷住了护士，并改变了整个诊所的气氛。其他受伤的病人在烟熏在场时会笑和调侃，甚至看它叫着追逐苍蝇。最终，指挥官查尔斯·梅奥博士准许烟熏自由地在诊所内奔跑。

这两次经历深深地打动了伊莱恩·史密斯，她萌生了利用狗帮助治愈病人的想法。1976 年，她将这一想法付诸实践，创立了"国际治疗狗组织"（Therapy Dogs International），这是一个志愿者组织。她从 5 只德国牧羊犬及其主人们开始了她的探访犬计划。如今，该组织拥有超过 20000 个经过认证的探访犬团队。之后不久成立的名为"宠物伙伴"（Pet Partners）的探访犬团队每年在美国的诊所、养老院和残障者设施中进行了超过 300 万次的访问，为病人带来欢乐、幸福和无忧无虑的时光。

早在动物辅助治疗的先驱时代，已经有一些重要的动物合作治疗机制被认可：它们具有打开大门或破冰的功能，并且是激励因素、投射面以及乐趣和快乐的源泉。然而，在治疗中，动物还能发挥更大的作用，这是接下来我们将要重点讨论的研究领域。

狗和驴可以做到哪些医生无法做到的事情？

抚摸、拥抱、亲近它们，与动物接触可以帮助人们减轻恐惧并允许他人亲近。即使对于我们心理治疗师来说，与精神疾病患者建立联结也并不容易。然而，在治疗过程中，如果有一只可爱的狗在来访者周围嬉戏，用它的棕色亮眼睛看着来访者，并示意着"抚摸我"，就可以显著地缓和气氛。接下来，我们将更详细地探讨狗、驴等动物在治疗中所持有的特质，以及它们是如何凭借这些特质帮助我们工作的。

积极的体验改变态度

克拉拉·鲍曼坐在雷纳的治疗室里，哭泣不止。眼泪从她的眼睛中涌出，她目光茫然，头垂下，肩膀无力垂落。一片凄凉。

然而，她的一切似乎都很顺利：幸福的婚姻，丈夫是一名高收入的医生，她自己在一家高科技公司有一份令人羡慕的工作。但是，一段时间以来，克拉拉·鲍曼疲惫不堪，精疲力竭，无法再感到快乐。这位金发美女无声地呐喊着："我对任何事情都没有了动力，一切对我来说都太多了。"她刚刚度过了 40 岁生日，就感到她高潜力的生活开始崩溃。她对一个接着一个的项目总是充满野心，并迅速建立了一个小团队，不遗余力地完成每一项任务。但她忽略了警告信号：错误率不断上升，婚姻状况不佳，因琐事争吵，失眠，只有酒精才能让她平静下来。有一天早上，当她想把车开出车库时，突然什么都做不了了。这位曾经活跃的女人摇着头说："我一定是坐在那里看了好一阵子方向盘。我就是无法把车开出去。就像是被人拔掉了我的电源。"这位曾经是体育运动员的女士对自己的崩溃感到震惊。"我坚信这种事情绝不会发生在我身上。"这位得不到休息的女经理首先需要离开家庭和公司。远离家人和工作，她才能够真正学会那些"耗竭"的人都必须学会的东西：说"不"和设定界限。

于是，她来到了雷纳的诊所。在那里，诊断结果非常明确：耗竭，医学上称为"严重抑郁症发作"。

173

当雷纳邀请她用我们的驴子进行动物辅助治疗时，她翻了翻白眼："又是一个疗法。这是为什么呢？我为什么要浪费时间呢？"但最终雷纳成功地说服了她。那么，她在这里学到了什么呢？请阅读下面她小小的经验分享。

· · ·

在一个被葡萄园环绕，可以俯瞰村庄的山坡上，我受到 4 只悠闲地站在牧场上的驴子欢迎。在第一次的接触中，我发现它们很愿意接纳我，并且喜欢被抚摸。这让我的心灵感到愉悦。我是被欢迎的。我可以简单地待在那里，只是待着。长耳朵的驴子享受被梳理，就像它们正在享受一份美味的零食一样。首先，我收到了与驴子相关的使用说明，然后我们开始了一次小小的徒步旅行。一切都开始得很顺利。虽然我感到有点紧张，但雷欧跟随着我。我想，这很容易，会顺利的。突然，驴子停了下来。我已经了解，驴子可能会很固执，或者至少看起来是这样的。我得到了一个提示：当驴子的耳朵像雷达一样动时，它就想要告诉我：这里有些不寻常的事情，你注意到了吗？我感到，那种熟悉的焦虑感升了上来。我们必须继续前行。其他人已经走得很远了。我试图保持冷静，做呼吸练习。我的脑海中闪过念头，我要保持专注。我走向雷欧，给它一个信号，然后我们一起看着周围的环境。我花了以前从未花过的时间。我试图向它传达：一切都是安全的。一切都好。一切都没问题。

174

好吧，贝蒂娜·穆茨勒告诉我，如果我想走我的路，我必须保持沟通并认真地对待我的伙伴。通过认真地对待它，我建立了信任。好吧，我试着保持专注，认真对待雷欧的疑虑。不知何故，我感到雷欧对此做出了反应。在雷欧和我之间产生了一些东西：信任。我感觉到，只有我们彼此信任时，才能一起走共同的道路。过了几分钟，我们可以继续前行了。我与雷欧建立了信任，我们一起沿着狭窄的小路悠闲地行走。我的内心被这种交流深深触动。我的头脑告诉我，你以前就知道这一点。但知道是一回事，亲身体验是另一回事。你可以知道巧克力的味道，你可以在内心想象它，但仅仅想象是不够的，有时你需要品尝一块巧克力，才知道它的真正味道。如果没有体验，要改变内在的态度会非常困难。

· · ·

克拉拉·鲍曼所描述的是应对耗竭的重要要素——保持觉察，即将注意力有意识地集中在当下、自己和他人身上，非常有意识地关注自己的行为。这对于人们来说，通常是困难的。人们通常不能仅仅存在，他们评价、判断、质疑，想要了解并追逐幸福，结果恰恰可能失去幸福。我们的驴子没有品尝过认知之树的果实，因此，它们也从未被逐出伊甸园。它们生活在当下。与我们的驴子在一起意味着进入一个小小的伊甸园，它们与克拉拉分享了这个伊甸园。

当然，仅仅这些还不足以摆脱耗竭，因此雷纳与来访者一起制定了一些听起来都相当简单的策略：呼吸新鲜空气、运动、享受生活、摒弃完美主义、培养业余兴趣、保持稳定的私人关系，以及非常重要的是：关注自己的需求，学会说"不"和设定界限。

克拉拉·鲍曼的故事说明，我们必须经历些什么才能改变。我们的思维、感情和行为只能通过体验来改变，仅仅谈论我们想要改变的事情或梦想不足以实现变革，我们必须亲身实践。就连孔子都知道："你告诉我的，我会忘记。你给我看的，我会记住。你让我去做的，我会理解。"[①] 这句话强调了通过亲身经历来理解和改变的重要性。

从神经生物学的角度来看，我们现在知道这些新经验会存储在我们大脑的神经网络中，这些网络是通往我们大脑的信息高速公路，每一次新的体验都会改变我们大脑的地图。在这方面，与动物在一起尤其有效，因为它们打开了一个创造性的体验空间，有助于我们获得新的经验，从而重新编制我们的神经网络并改变我们大脑中的个体地图。

体验凝结成态度

没有体验就没有改变，因为它们是改变的动力，无论是积极的还是消极的。只有那些在情感上有重要意义或引

---

① 汉语原文应是出自《荀子》的"不闻不若闻之，闻之不若见之；见之不若知之，知之不若行之；学至于行而止矣"，作者误以为这句话为孔子所说。——译者注

人注目的事物才会真正存储在我们的大脑中，通过重新连接神经元、提高透明度或通行性来实现。在新的体验中，我们会无意识地发展出内在态度，这些态度反过来又控制着我们的行为。

让我们更详细地解释一下。我们和克劳斯还有我们的驴子帕科一起出门散步，克劳斯是一名53岁的IT专家。在一座桥前，帕科顽固地停了下来。这个经历同时在克劳斯的大脑中激活了两个网络。一个是关于认知的，他以前的认知开始浮现，"我不够清醒，无法随机应变"，"我不是天生的领导者"；另一个是关于情感的，他感受到了自己的情绪，"我感觉糟透了"，"我生气和伤心"。如果他一次又一次地重复类似的经历，这些经历将凝结成态度，因为情感网络会与认知网络结合成一个固定的结构。每一次经历之后这个网络结构都会变得更加稳定，当然也更加顽固，从而形成一种态度，比如"我是一个失败者"，"我不能实现自己的想法"。

这些态度决定了克劳斯对自己的看法和他对事情的评价，以及他会如何行动："我很软弱。我把每件事情都搞砸了。我没必要再去申请工作，反正也不会成功的。"这可能是他陷入困境的一个重要原因。他感到恐慌，不得不强迫性地做某些事情，或者情绪低落，没有动力。他的大脑就像被堵塞了一样。

动物能够疏通这些阻碍，因为它们是我们思维和行为模式非常好的共鸣体。它们能够有针对性地激活神经网络，使重新学习成为可能，从而改变我们对待同一事物的态度。

现在回到我们的故事。我们站在一座桥前，与一只长耳朵驴子对峙，一切都停滞不前。如果克劳斯现在用力拉，驴子不会动。相反，如果他松开缰绳，驴子会在一段时间后跟随，但前提是，驴子得感到安全。为了赢得驴子的信任，克劳斯必须以冷静、尊重和自信的方式对待它。如果克劳斯想让驴子帕科走过桥，他不仅必须清楚知道自己想要什么，还必须用身体语言向驴子展示。而且，他必须与驴子合作，因为驴子不会听从命令，只会自愿合作。当帕科最终走过桥时，克劳斯也获得了这次激动人心的体验，这对他来说非常重要。这样一种体验，让神经元建立了新的连接，或者覆盖了大脑中的旧网络，使克劳斯形成了新的态度和认知。

让我们通过另一个案例来进一步说明。玛格丽特·瓦尔瑟（Margret Walser）是一名 35 岁的教师，患有严重的抑郁症。她的母亲读到了有关动物辅助治疗的信息，因为玛格丽特喜欢驴子，便带着女儿来到我们这里。最初，玛格丽特没有看我们，只说了很短的句子。在第一次见面时，她就"爱上"了帕科。帕科走到她身边，用鼻子轻轻触碰她身子的一侧，开始咬她外套的带子——它在与玛格丽特建立关系。帕科还允许她拥抱自己，让她把头靠在它的身边。当她给帕科梳理和清洁时，帕科感到放松和满足。6 个星期后，玛格丽特开始与我们交谈，可以看着我们，有时甚至能笑出声来了。当我们请她在一次活动中牵着帕科时，她同意了。在那一天，她自信地牵着驴子走过了一大群人，尽管她害怕人群，就像她害怕森林却还是与帕科一起穿过了森林一样。虽然她在设定界限方面有问题，但她仍然友好而坚定地阻止了同行者过度抚摸帕科。她的母亲惊讶地说："我都不认识我的女儿了！"这些经历深入人心，重新连接了大脑中的神经元。有人接纳我原本的样子。我无须害怕其他人。森林只是很多树木，没有什么好怕的。我可以自信地表现自己，没有人会对我不满。那次经历之后，她说："现在我只需要找到我内心的驴子。"

只有当我们拥有了一系列的体验，也就是同时刺激了多个脑区域时，才能使神经网络特别容易地建立和重组。特别是在积极的背景下，这些经历尤其有效，例如在良好的关系中，就像玛格丽特与帕科的关系一样。在那样的情形中，它们会激活我们的情感中枢，释放出神经可塑性物质，使新的体验以重新建立的网络的形式固定下来。可以说，引发这种"改建过程"的神经可塑性物质就像是大脑中的肥料。这种肥料让玛格丽特的神经网络增长，她现在又能作为一名教师工作了。虽然她的生活还没有完全稳定下来，但在很多方面都有了明显的好转。

就像玛格丽特的例子所生动展示的那样，我们只有牢记两点，才能够摆脱已经形成的困境性态度。

第一，只有当我们经历新的伴随积极情感的体验，这些体验必须是深刻的和令人难忘的，才有可能发生改变。不深刻触动我们内心的体验往往不会带来改变。恐惧、悲伤或愤怒等负面情感则会导致阻碍，触发对抗或逃避，并强化我们的习惯、童年模式或无力的僵化体验。

第二，我们无法简单地改变态度。心理治疗师的干预、医生的训诫，甚至奖励，都无济于事。例如，提醒一个超重的人超重会缩短寿命，并不会突然让他开始运动。因为这种方式是生硬的、老生常谈的、缺乏灵感的，它让人感到冷漠，最终是毫无意义的。相反，热情是由对某事的兴趣和做事的乐趣所激发的。与一只热爱运动的狗一起在草地上嬉戏，或与一头驴一起谨慎地行走，有助于我们打破僵化。

动物创造体验空间

通常，治疗师和来访者在一对一的关系中工作，这有时可能会显得无聊和令人倦怠。通过引入一只动物，可以打破这种模式，而这仅因为它创造了一种三方的关系。这个影响不容小觑。一个动物协同治疗师，能够使我们在治疗室中进入一种不同的氛围。动物不会对来访者施加表现压力，也不会因为他们的问题和困难、生活方式以及不符合常规的一些做法而指责他们。它们对来访者没有意见。在治疗中引入一位动物同事，创造了一个新的心理空间，从根本上改变了治疗的过程。因为这个新产生的空间现在由三个生命体塑造和影响——治疗师、动物和来访者。

动物就是你

然而，只有在动物真正作为一个独立的个体被认可，可以以自己特有的动物的方式与来访者建立联结时，这种治疗设置才会变得更有意思。

当那个最初未知的对面的"它"失去匿名性，代之以个性、身份和情感时，它就成为"你"，正如法国作家安托万·德·圣埃克苏佩里（Antoine de Saint-Exupéry）在他的《小王子》一书中所描述的那样美妙："当然，"狐狸说，"对我来说，你只是一个小男孩，就像其他成千上万的小男孩一样。我不需要你。你也不需要我。对你来说，我只是成千上万只狐狸中的一只。但是，如果你驯服了我，我们就会相互需要。你对我来说将是独一无二的。在整个世界上，对你来说，我也将是独一无二的……"

当对方作为一个独特的、不可替代的伙伴存在时，我们

称其具备"你-明显性"。"你-明显性"这个术语是 20 世纪 20 年代由语言心理学家卡尔·比勒（Karl Bühler）为人际领域引入的。在 20 世纪 30 年代，社会学家泰奥多尔·盖格尔（Theodor Geiger）将其应用于人与动物的关系中。[7]

在日常治疗中，这种"你-明显性"是如何体现的呢？9 岁的约翰内斯，一个现在人们称为具备"行为创造性"的男孩，坐在兔子窝出口。兔子？不，是那只兔子，不是随便哪只兔子，而是弗里多林，它的耳朵很长，向两侧垂落。当你抚摸它时，可以感受到它丝滑的、有着棕白色斑点的柔软皮毛。弗里多林喜欢接触，但你只能在地上抚摸它，不能把它抱起来。约翰内斯非常清楚，弗里多林会立即通过退缩来表明它对不喜欢的事情的反应。如果你幸运，还可以得到另一次机会——它通常表现得很宽容。但如果你过于"冒犯"它，

它就会躲进它的许多藏身处之一，然后就消失了。即使用食物也无法吸引它出来，弗里多林是一只真正有个性的兔子。约翰内斯只对弗里多林感兴趣，因为他体验到它是一个独特的伙伴。他了解它的喜好和厌恶，并在其中发现了自己的一些特质。

这也清楚地表明，并非所有的动物都会被所有人认为有疗愈的作用，相反，必须存在某种吸引力，才能产生"你 – 明显性"。正如约翰内斯和弗里多林的例子，重要的始终是具备自身特质和个性的某种动物，正是这些特质和个性使这个动物对我们具有吸引力。但正是因为有个性，也意味着不是所有的动物都具有疗愈作用。

我们在安娜 – 莲娜身上非常清楚地体会到了这一点。在春天的最后几天中，我们和这个 13 岁的女孩坐在草地上，观察着我们的 4 只长耳朵动物。这个高个子、瘦削的女孩眼下深深的阴影透露出她的恐惧——她被同学们排挤。在她的社交网络中，"豆芽"还算是对她来说比较友好的称呼。她饱受头痛和腹痛的困扰，不想再去学校。我们给她讲述了我们是如何认识帕科的——当时，它站在一片草地上，远离其他驴子，就像"鹤立鸡群"。但对她来说，这似乎没有引起共鸣——她无法将自己的经历与帕科的经历联系起来。安娜 – 莲娜只是静静地坐着，尴尬地低头看着地面。即使萨穆小心翼翼地试图与她建立联系，将它的头伸进她的怀里，她也只是机械地抚摸它。好吧，我们想，我们的驴子似乎无法打动安娜 – 莲娜。当我们回程路过马厩时，她想看看还有哪些动物住在那里。我们刚把马厩门推开，她的脸上就闪过一丝光芒。她发现了博卡，一匹年老的重型马，正在伸出它那强壮的头。这匹马叫什么名字？为什么它独自待在马厩里？它没有朋友吗？她开始滔滔不绝地提问。不久后，她就把自己瘦弱的头贴在博卡的脖子上——很明显，安娜－莲娜是一个爱马的女孩。不幸的是，博卡是一匹已经年迈的马，没有受过与来访者一起工作的训练。所以，我们建议安娜－莲娜尝试去我们的一个熟人那里做马匹辅助治疗。

183　　　我们在治疗中利用动物，并且说服动物作为协同治疗师支持我们。人们越能真诚地说出"你"，并通过"你"形成"我们"，疗愈的效果就越强。动物很快就能识破伪装出来的关怀，因为它们非常擅长解读我们的面部表情和肢体语言。

动物让治疗更具创造性

　　　当动物真正成为"你"时，心理治疗师可以观察来访者的行为，注意到他对这个活生生的伙伴的反应，从而更好地理解他的思维和感受。正如儿童心理治疗师鲍里斯·莱文森观察到的那样，来访者在与动物接触时无法伪装自己。

　　　请您跟随我们去慕尼黑的一个儿童、青少年和家长咨询中心。那里的心理学家克里斯蒂娜是一位活泼、快乐的女士，目光敏锐。她经常与她的协同治疗师阿尔伯特和雨果一起工作，这两只喜乐蒂牧羊犬分别是 8 岁和 2 岁。克里斯蒂娜在我们的研究所完成了动物辅助治疗专业人员的进修课程，并和我们分享了她与动物协同治疗师一起工作的经验。

　　塔玛拉·布鲁克纳（Tamara Bruckner）寻求克里斯蒂娜的帮助，因为她完全无法应对她 8 岁儿子的教育问题。保罗做自己想做的事，总是忽略家庭作业，不刷牙，不整理自己的东西。当塔玛拉想要给他设定界限时，他会发泄不可忍受的怒火，扔东西。塔玛拉会高声斥责他，对他很严格，但这反过来又让她感到很有压力。她简直不知道该怎么办。第二次预约时，她带着保罗一起来了，因为她找不到人照看他。保罗一进入治疗室就发现了阿尔伯特，立刻想要接触它。但阿尔伯特却向后退缩，因为那小男孩的动作太过激烈了。阿尔伯特的策略是，宁愿先装作在打瞌睡，在安全的距离内观察整个情况。184

　　在克里斯蒂娜尝试与布鲁克纳夫人交谈时，保罗爬到阿尔伯特身边并轻推它。克里斯蒂娜向他解释了与阿尔伯特相处的规则。保罗短暂地玩了一会儿玩具，然后又跑向阿尔伯特。克里斯蒂娜提醒他不要打扰阿尔伯特，但没有成功。于是，阿尔伯特躲进了它的箱子，那是它的安全洞穴。又过了几分钟，保罗试图打开箱子，挤进阿尔伯特的箱子里。这对克里斯蒂娜来说太过分了，于是她把阿尔伯特带去了她的办公室，在那里它可以不受打扰。塔玛拉·布鲁克纳呢？她无动于衷地看着这一切发生，她的提醒也只是用一种轻而脆弱的声音发出。保罗完全忽视了她。在克里斯蒂娜看来，布鲁克纳夫人对她儿子来说好像根本不存在，而她在面对儿子的行为时显得无助和不知所措。布鲁克纳夫人最终愤怒地抱怨：

"看，他总是把我置于这种境地。"虽然这次的情形对阿尔伯特来说很为难，但对克里斯蒂娜却非常有价值，因为这向她展示了这位母亲既未能及时用语言与儿子沟通，也未能以任何形式为他设定界限。保罗完全不受母亲的影响，继续着他的行为，这增加了塔玛拉·布鲁克纳的无助感。于是这就形成了一个典型的螺旋式上升的冲突，最终导致这位不堪重负的母亲崩溃。克里斯蒂娜在随后的几次会谈中反复提起这一看似偶然的事件，以帮助塔玛拉·布鲁克纳理解冲突的动态。

当动物被视为一个活跃的、独立的生命体时，诊断和治疗过程就变得更加动态、多层次和有创造性。这个过程变成了一场关于行动、观察、反应、影响和反思的复杂游戏。相比之下，正常的治疗情境简直太简单和停留于表象了。来访者可以在我们与动物的互动中观察我们并从中学习，他们也可以在与动物的接触中尝试不同的行为方式，看看哪些行为可以成功地实现他们的目标。最后，我们和来访者可以观察动物，把它的行为作为模型来学习。我们将在后续章节中更详细地探讨这些方面。

在接下来的几方面，情况将变得更加复杂，但还有另一个原因：在常规的治疗对话中，治疗师是控制和引领情况的人，拥有一切最终权力。然而，有了动物的参与，这种权力差异被消除了，有时甚至让来访者感觉自己掌握了主动权，仿佛成了局势的主导者。

我们的工作还显示了另一个方面，这是我们在第三章已经详细讨论过的。动物不仅对它们的主人起到使之平静和舒适的作用，也对我们的许多来访者产生同样的影响。当廷巴在治疗室时，许多来访者的脸上都会露出微笑。当他们抚摸廷巴时，他们的大脑很可能会充满幸福激素，从而减轻压力和焦虑。廷巴主动接近他们并寻求建立联系，给他们带来了被接纳和有归属的感觉。

精神科医生安克·普罗特曼（Anke Prothmann）坚信，动物能在治疗室内能创造出一种温暖、接纳和共情的氛围，而这些是构建一个牢固的、鼓励变化的关系的基本要素。

动物作为破冰者

动物能帮助来访者更容易、更快地进入上文所描述的创造性和激动人心的体验空间。我们在约翰尼、铃铛和鲍里斯·莱文森的个案中已经看到了这一点。动物是完美的破冰者，许多心理学家和精神科医生已经利用了动物作为社会催化剂这一特殊效应。例如，狗特别是那些平静和友好的狗对人类非常有吸引力。它们通常很快就会提供建立关系和沟通的机会，比如伸出爪子、进行眼神交流或者允许人类抚摸。因此，通过与动物的互动、抚摸和玩耍，可以更快地接近来访者。特别是孩子们，他们通常很清楚为什么要见治疗师，因此经常保持警惕，隐藏自己的真正问题。当治疗师有动物协助时，孩子们的注意力就会首先集中在动物身上。他们会暂时忘记治疗师和拜访的目的。在与动物接触的过程中，孩子会放松下来，自然地表现自己，展现自己的感受，因为动物看起来只是为了好玩而在那里。这样，孩子们常常就会忘记他们所担心的被观察的事实。而且，治疗师干预越少，孩子对动物的反应就越自然。

这不仅仅适用于儿童。让我们跟随我们的同事韦迪戈·冯·韦德尔（Wedigo von Wedel）去了解他的日常工作之一。韦德尔是动物辅助治疗专业人员和慕尼黑慈善机构 H-Team e.V. 的执行董事。

在 78 岁受过良好教育的胡贝尔夫人的公寓里，垃圾几乎堆到了天花板。到处都是纸箱、报纸和脏衣服。胡贝尔夫人早就想处理那些衣物了，但是她做不到。空气中弥漫着尿味，地毯上有粪便的痕迹。这位老妇人面临被强制从她的租赁公寓中搬出，并被安置进养老院的威胁。她的家人也对此感到无助，因为年迈的母亲不愿接受他们的帮助。于是，胡贝尔夫人的儿子向冯·韦德尔求助。

在冯·韦德尔的项目"开门者"中，多年来他已经用他的两只狗（一只布里亚德犬和一只西藏梗犬），帮助那些在自己的公寓和生活中感到完全不知所措的人。"通常，隐藏在囤积症背后的可能是完全不同的问题，比如老年抑郁症、孤独、强迫症或惊恐症"，冯·韦德尔解释道。这些受到影响的人经常面临无家可归或被送进养老院的威胁。由于不信任、糟糕的经历或羞耻，他们很难接受帮助。因此，家属、房东，甚至专业的社会工作者常常站在他们紧闭的门前，束手无策。

这种情况也发生在慕尼黑的胡贝尔夫人身上。当冯·韦德尔按响她家的门铃时，她带着怀疑从窗户里窥视，试图让他离开。但当她看到他的狗时，她打开了门并寻求与动物的亲近。"几乎没人会因为一只狗而感到羞耻，"他解释，"动物不会皱鼻子，也不会因为人们的居住环境而评判他们。"

冯·韦德尔通过他的四足伙伴赢得了人们的信任，动物安抚了受影响的人并使他们放松。"他们感到被接纳并重新获得信心，"他说，"我们帮助他们将这种信任再次转移到人类身上。"

胡贝尔夫人最初对冯·韦德尔的态度是有保留且充满恐惧的，甚至带有一些敌意，但这种态度通过他的狗得到了缓和。胡贝尔夫人通过狗感受到情感上的支持，从而与狗和冯·韦德尔建立了信任。因此，借助他的狗，冯·韦德尔让胡贝尔夫人变得更加开放，放弃了她的保留和敌意，大大加强了与冯·韦德尔的联结。动物被称为"破冰者"、"开启者"或"社会润滑剂"并非无缘无故。往往只有通过动物，治疗才成为可能。

接受挑战

正如我们所见，变革需要被激活和向探索挑战，以便我们的神经网络能够成功地重组。当创造出能让人们体验到意外、应对未完成的事件、获得对其行为的直接反馈，并体验到治疗师的真实性、尊重和关怀的空间时，这一过程尤其有效。当所有这些因素汇聚在一起时，就会产生之前描述的"密集体验"。在这方面，动物是我们最好的助手。

在巴塞尔的一个康复中心，50多岁的康拉德·格斯特坐在职能治疗室里，他在切水果准备甜点。由于一次摩托车事故，他的额叶受损，现在连简单的日常活动都成了难以完成的任务。职能治疗师认为，制作水果沙拉是一个很好的活动，可以练习动作的连贯性和精细技巧。整个活动有一个有意义的目标。康拉德·格斯特的反应如何呢？他情绪低落，无精打采地将香蕉切成小块。他从来不喜欢香蕉，而且水果沙拉昨天才吃过。职能治疗师友好地试图帮助他："如果您这样拿着香蕉，会更容易一些。"他突然站起来愤怒地说"这种垃圾你们自己做吧"，然后冲出了房间。

两天后，在动物辅助治疗中心，豚鼠们好奇地坐在栅栏旁，渴望着它们的食物。格斯特先生专心地削着胡萝卜。南瓜是怎么切的来着？啊，是的，它必须被切成小块，而甘蓝要被切成小条。"是的，是的，你还得等一会儿，我没有那么快的。"迈瑞喜欢更多的胡萝卜，克丽茜喜欢甘蓝，他还给它准备了一小块苹果。然后，他把碗放在围栏里。当他打开小滑门时，克丽茜，就是那只豚鼠，爬上了他的手臂，这位曾经的猫主人耐心地让克丽茜啃着一小块苹果。然后，他温柔地抱着这只毛茸茸的动物，整个脸都洋溢着幸福的笑容。

豚鼠们给格斯特先生带来了令人惊讶的收获。在那种情况下，解决方案在开始时是不明确和不清晰的，格斯特先生必须不断努力地应对未完成的解决方案，并不断寻找新的创造性的解决方案。这引发了各种不同类型的感觉，使他能够全面激活认知、情感和知觉运动，从而更容易学到新东西。

这在辅导过程中也是非常重要的。例如，斯特凡，一名职业自然疗法师，来到我们这里接受辅导，因为他在咨询谈话中越来越多地遇到了困难。他很容易变得不耐烦和烦躁，继而变得兴奋，以至于结结巴巴，甚至常常不知道应该说些什么。我们现在可以详细讨论保持冷静和从容的重要性，并与他一起进行一些放松练习。但对我们来说重要的是直接体验。在与我们的驴子的接触中，他可以直接体验到耐心、坚持和有说服力的重要性。而且，那项任务看上去很简单：他只需要牵着雷欧越过一个小障碍。

为此，斯特凡必须说服驴子，让它相信他会给予它帮助和支持。如果斯特凡只是对着驴子说话，这种信念是不会产生的。相反，驴子很快就会不再"听"他说话了，因为它不明白这些话跟它的问题有什么关系。更重要的是，驴子必须确信斯特凡是引导者，是它应该跟随的人，是有全局观念的人，了解前进的方向和潜在的危险。驴子会判断，确定牵引绳另一端的人是否真的是一个合适的引导者，值得它跟随。如果驴子不信服，那么出于安全本能，它会选择按自己的意思办。作为引导者，我们的任务是向驴子传达，我们的计划是重要的，是有意义的，它应该跟随我们的计划。

起初，斯特凡感到不安和紧张，他几乎要强行拉着雷欧跨过障碍。停下来！我们进行了静观练习，并让斯特凡在心中回放这一幕：他对自己想要做的事情充满信心，知道该怎么做，并能够将这种信念传达给雷欧。他应该感受到这种感觉，意识到没有什么比越过那个障碍更重要。斯特凡集中注

191

意力并坚持练习。经过 12 分钟的深思熟虑后，雷欧真的被他引导过了障碍。斯特凡很受鼓舞，他说服了那个充满怀疑的长耳朵驴子。我们将这种身体感觉固定下来，这意味着将积极的感受状态储存起来，以便能够在其他时候调用。在反馈谈话中，我们可以探讨这次经历和他与来访者的咨询谈话的相似之处。你注意到这之间的相似之处了吗？

可信度最重要

改变的意愿来自治疗师表现出的可信度。可信度可以通过专业能力、性格和关怀这几个关键词来描述。其中，专业能力特指一个人的专业知识；性格指态度、真实性、是否尊重和是否善良；关怀则涉及同理心以及对对方需求的关注。

"老师比教材更重要"，神经生物学家格哈德·罗特（Gerhard Roth）这样认为，而对此我们补充，心理治疗师比他的方法更重要。老师和心理治疗师就像是东道主，向人们发出改变、学习的邀请。

第一印象几乎决定一切。因为在特定情况下，所有人都有非常主观的期望，并以自己的方式解释世界。因此，来访者会在不知不觉中立即形成一个印象，而微小的细节至关重要，因为面部表情、肢体语言和声音是不会撒谎的。来访者在这些最初的时刻轻松地解读出来自我们无意识中的所有信息。在几秒钟内，他们已经将治疗师归类到他们一生中创建的某个"抽屉"中，并判断治疗师看起来是否有能力和亲切，是否可信。没有可信度的治疗师是没有机会的。

　　动物是奇妙的治疗师，因为它们无法伪装自己，甚至根本不会尝试这么做。它们更加真诚，对人尊重，提供建立关系的机会，关注我们，并对我们的行为给出直接的反馈，因此它们是可信的。我们的大脑正是需要这些，以产生新的情感和精神表现。

　　动物能够提供的信任感也与它们对外表的无偏见态度有关。动物既不关心皮肤颜色，也不在乎头发蓬乱、衣服不干净或说话不清晰。动物不在乎我们人类的价值观，它们不关心你是否有博士学位，银行账户上是否有几百万，是否作为一个无家可归者生活在街头。它们主要根据来访者的行为做出反应，例如来访者是否以关怀和友善的态度对待它们。此外，动物不提出要求，不设定规则，不反驳，它们接纳来访者的本来面目。

　　一位名叫埃克哈特的父亲在我们的采访中精确地指出了这一点。这正是人类治疗师和动物协同治疗师之间对于治疗至关重要的区别。埃克哈特有一个 12 岁的患有行为障碍的儿子。他说："动物是天真无邪的。我们人类经过训练，学到了很多东西，因此也会在这样的范畴中思考。但动物只是简单地接近孩子们，接受他们本来的样子，完全没有要求，是中立的，它们不在乎孩子的外表或身份。它们接纳发生的一切，并相应地做出反应。孩子们对动物既小心又充满爱，因为它们是动物。"

　　当动物看到我们时，它们通常会表现出兴奋，把全部的注意力都放在我们身上。即使我们犯了错误，它们也会迅速原谅我们，因为与人类不同，它们很少怀恨在心。通过动物无价值观和无偏见的行为，人们体会到它们是一个容易接纳他人和有耐心的伙伴，这使得人们对我们的四足朋友们拥有更多的信任感。

根据我们在可信度主题上的经验，我们想特别强调一个方面：人们会非常仔细地观察治疗师如何对待他的动物。只有当这种对待方式表现出关怀时，来访者才会相信治疗师也会将这种关怀转移到自己身上。

韦迪戈·冯·韦德尔几乎每天都有这样的经历——他的西藏梗犬躺在客厅里，让胡贝尔夫人用刷子梳理它的毛发。就在几周前，这里的情况还完全不同。公寓里满是垃圾，入口的门都几乎打不开。经过了数周的分拣、清理和打扫，胡贝尔夫人在动物的帮助下终于做到了改变。韦迪戈描述这一变化说："她非常想让我的狗到她的公寓来作客。但我告诉她，我不会让我的狗去那些垃圾和杂物中，因为狗可能会受伤或者吃到对它不好的东西。我要照顾我的动物，对它们的安全负责。"期待狗狗的到访给了胡贝尔夫人克服困难的力量。"这种影响还不止于此，"韦迪戈说，"胡贝尔夫人自己亟须看医生，但走出家门，面对陌生人的想法，对她来说非常可怕。"但她最终还是同意了："如果您能像照顾您的狗那样照顾我，那我就跟您一起去。"可见可信度至关重要。

然而，情况也可能恰恰相反。如果治疗师与动物之间的关系被错误理解为支配和通过言语或身体表达施加压力，来访者可能会得出不同的结论。如果治疗师支配他的四足协同治疗师，对它施加压力，那么寻求帮助的人可能会退缩。相反，如果治疗师表现出关怀，就会创造出一个充满温暖、接纳和对动物共情的氛围，这样就为与来访者建立一种坚固和具有鼓励性的关系奠定了基础。

在可信度方面，动物明显占据优势。科学研究也证实了这一点。拥有宠物的人通常被认为更友好、更快乐、不那么令人恐惧，同时也更放松。事实上，拥有狗的心理治疗师也被认为更友好，更值得相信和信赖。这样，来访者就更愿意敞开心扉，谈论自己——而有趣的是，这似乎与来访者对狗的看法无关。[8]

简单地亲热一下

动物在某些方面比人类治疗师更有优势。在专业的帮助关系中，身体的关怀往往是一种微妙的平衡。这是专业行为，还是已经越界了呢？治疗师必须在身体关怀上保持克制，但动物不会有这个问题。

在治疗中可以利用这一点：大多数生活在儿童和青少年机构的孩子，在此之前从未在生活中经历过太多的亲近和触摸，即使有，也不总是出于善意的。许多孩子遭受过殴打或虐待。对于治疗师和照顾者来说，接近这样的孩子往往很困难，但对动物来说这就容易得多。它们几乎是在邀请人们触碰它们，抚摸它们，小心翼翼地给它们刷毛。它们提供了孩子们迫切需要的亲近感，它们会留在那里，不会离开。

14岁的桑德罗是一个来自困难家庭的壮实的男孩。他的父亲很早就离开了家庭，而他的母亲无法掌控自己的生活。他遭受母亲的不同伴侣的侮辱和殴打。因此，他被送往青少年帮助机构，以促进他的情感发展并确保他能稳定地上学。有一天，桑德罗得知他的母亲有了一个新伴侣，并打算和那个人一起搬到对方的祖国突尼斯。她要把桑德罗一个人留下。桑德罗感到愤怒、恼火和绝望。他在房间里暴怒了好几个小时，然后坐在床上呆若木鸡。他不让任何照顾者靠近自己。当他最喜欢的照顾者迈克想提醒他吃晚饭时，桑德罗已经不见了。迈克在大楼中和场地上四处寻找，其他青少年也加入搜索，但都没有找到。后来，迈克想到了桑德罗最喜欢的母马艾米。他跑到马厩，小心地打开马厩门，窥向里面。他看到桑德罗紧紧地抱着那匹冰岛母马的脖子，痛哭流涕。这是桑德罗第一次真正地哭泣，所有的悲伤和痛苦都随着泪水流淌了出来。可以推测，身体接触，感受到亲近和熟悉感可能激活了催产素，这反过来减少了压力，降低了血压和心跳，使呼吸正常化。也许这是他不再与生活中的困境和自己的坚硬外壳做斗争的时刻，是能够接纳亲近、爱和安全，并且放声哭泣的时刻。

我们知道，人们需要身体上的关怀，特别是当他们生病或住院，或因其他原因处于社会边缘时，而动物能够提供这种关怀。在与动物的身体接触中，来访者体验到了被无条件接纳的丰盛感。

许多精神病患者渴望亲近和身体接触，但同时又害怕这些，因为他们经常被其他人伤害，正如以下这个关于莱娅的例子。

14岁的女孩莱娅因童年经历过虐待前来接受治疗。莱娅 197 与养父母生活在一起，因为她的生母吸毒并且是一名妓女。莱娅曾经不得不为她母亲的男顾客跳舞。她暗示，她感觉世界对她来说很危险。她觉得她对自己的一些创伤性经历负有责任。这些经历充满了羞耻感，经常在夜间的噩梦中反复出现，导致她在日常生活中紧张、恐惧且容易受惊。在最初的几次会谈中，她行为急躁、不安，无法集中注意力，更不愿谈论她的过去。只有在与廷巴一起玩耍和拥抱时，她才逐渐变得平静和放松。这个女孩和我们的四足协同治疗师成了朋友。特别是廷巴快乐的天性——莱娅说，廷巴几乎只看得到世界上的机遇，而看不到风险——给她留下了深刻印象。不久前，莱娅刚刚和她的养父母一起拜访了她的亲生父母。她如此期待这次重逢，但她立刻就感觉到了她的亲生父母对她的排斥。莱娅抱着廷巴，开始诉说她的经历。她开始哭泣，并表达了她在与亲生父母接触时感受到的不安全感和恐惧情绪。现在，她也能说出这次会面对她来说是多么沉重的打击。在那一刻，我们明白了，通过与廷巴的接触，莱娅能够调节自己的情绪，并将困难的经历转化为言语。这样，莱娅意识到，她的亲生父母从未具备能够很好地照顾她和保护她的能力，而这个想法，引发了不安全感和恐惧，甚至恐慌。因为她 198

父母的世界充满了无力感、无奈和软弱，他们从未能真正保护她。逐渐地，莱娅开始表达对她养母的一种新的归属感和欣赏，她能感觉到在养母那里她是受到保护和安全的。这样，我们逐渐能够与莱娅一起探讨她童年时重要的思想和感情与她现在行为的联结，因为这些仍然深深影响着她。

由于她的早期经历与廷巴无关，所以与它的友好接触几乎可以自然而然地释放这些经历所造成的压力。她可以亲昵地拥抱和依偎廷巴，可以抚摸它，对它温柔体贴。这给了她一种温暖的感觉，因为莱娅和每个人一样，是需要身体接触的社会性生物。狗的无条件亲近使她能够接触到深藏在内心的情感，因为即使在莱娅复杂的世界里，善意的触摸也是安全、温暖和信任的代名词。

当我们被触摸时，我们皮肤内多达 2000 万个感觉细胞中的成千上万个会通过神经途径将感觉传递到大脑。对于每种熟悉的刺激，例如皮肤上的柔软 T 恤或手腕上的手表，大脑会迅速将其忽略。然而，每一种新的、不习惯的触摸都会使我们的大脑高速运转。对于人类来说，轻柔的触摸如此重要，以至于有专门的通知系统。像抚摸动物一样的触摸是少数无压力的接触之一，对于我们来说，它们的重要性就像呼吸一样，因为触摸是基本需求之一。心理疾病通常会伴随负面的身体经历，如身体虐待或身体创伤，以及对富有同理心的触摸的缺乏。不幸的是，我们的身体不会忘记，因此新的触摸经历非常重要。它们能够减轻恐惧感，减压并改善情绪。疼痛患者消耗的止痛药物和镇静剂也较少。

是的，我们甚至可以说，我们的皮肤是与我们的自信心和身份认同相关联的身体组成部分。因此，富有同理心的触摸甚至可以改变我们的自信心或身份认同。我们的一位抑郁症患者这样表达："在我能够抚摸和拥抱驴子之后，我第一次感受到了自己的能力。"一位疼痛患者说："很长一段时间以来，我就像被困在一层皮革做的皮肤之中，现在这一层皮肤消失了。"

这种效果的一个秘密在于，抚摸时没有竞争压力。产生愉悦效果的另一个原因是，在实际的触摸之外，接纳者还感受到了关怀、照顾和提供帮助意愿。然而，触摸只有在不再仅仅是机械性的，而是拥有尊重、开放和爱的品质时，才会真正触动人心。在这方面，相较于我们人类，动物往往更加占据优势。

进入心流

动物总是活在当下。它们不加判断地接纳身边发生的事情，并根据自己当下的感受做出相应的反应。它们也会直接表达自己的情感。相比之下，我们人类在几乎每一次经历中都会唤起过去的记忆和未来的计划。因此，我们在思维上常常更多地处于过去或未来而不是现在。但是，每个人都有过体验当下的时刻。那是一种全神贯注的感觉。在专业术语中，我们称之为"心流"（Flow）状态。

我们尤其可以在与动物互动时经历这种"心流"状态，

200

因为在这时，行动是自然而然的，无须特意努力。那些经常与我们一起工作的来访者报告，在"心流"状态下，他们不再害怕他人的评价，也不再让自己受消极的思绪困扰。时间在这个状态下流逝的方式与平常不同，对一些人来说特别快，对另一些人来说特别慢。

在哪些条件下会出现"心流"状态？是什么触发了"心流"状态？匈牙利心理学教授米哈伊·奇克森特米哈伊（Mihály Csíkszentmihályi）生于 1934 年，一生都在研究什么会导致"心流"状态。他得出了一个结论，这个结论我们在与来访者相处的日常工作中也总是能观察到：获得对自己行为的明确反馈是最重要的。动物是这方面的专家，因为它们会即刻提供反馈，让来访者立刻知道是否恰当。这使来访者可以相应地调整他们的行为。在这种互动中，来访者的能力和驴子的需求之间可以不断地相互适应。来访者在极限状态下工作，但不会过度挑战自己，这是进入"心流"状态的另一个重要条件。

当一个人沉浸于当下，处于"心流"状态时，还会发生另一件事——我们大脑中负责自我评价的控制中心会变得不那么活跃。可以说，大脑会"给自己放个小假"。[9] 每个人都知道，不评价或不判断自己和自己的行为对心理健康和疗愈是多么有益。因为不断且强烈地反思自己可能导致不满足，进而带来白日梦和发呆。因此，伴有情感障碍的疾病，如抑郁症，通常会导致这个控制中心异常活跃。抑郁的人经常忙于检查他们正在做的事情或他们的状态是否真的正确。结果是，他们的大脑经常被自动思维淹没，陷入思维旋涡无法自拔。

正如我们的来访者所证实的那样，与动物一起工作通常会使人进入"心流"状态，从而可以给自我放个小假，也逃离了所有无益的消极思绪。动物能够将来访者的注意力引向外部，使其更少地沉浸在内心的消极思绪中。此外，与动物的共鸣还会产生特殊的吸引力，这种体验就像是自然的静观①，为新的思想、视角和观点创造了空间。难怪基于静观的动物疗法对抑郁症患者的治疗如此成功。[10]

我们的许多来访者还报告，与动物互动时，他们会获得一种美好、温暖和受益的感受。从神经生物学的角度来看，我们知道这种感受主要产生于大脑的一个区域，该区域是负责希望原则的，在这里会处理情感奖励和对幸福的期望。动物是激活这一幸福预期和情感奖励系统的真正大师，它们使三种重要的大脑神经递质被释放，触发"心流"状态。第一种递质是多巴胺，这种神经递质对大脑和身体来说就像兴奋剂，因为它让我们保持清醒和专注，为即将来临的任务做好准备。它提高我们的学习能力，并使我们充满乐观。第二种递质是内源性阿片类物质，即内啡肽，它带来无法抗拒的幸福感。当它存在时，我们会更轻松地完成我们想做的事情，并对这些事情有更加强烈的体验。第三种递质是催产素，我们已经知道它是一种联结或忠诚激素，它强化社交关系，并

202

---

① 亦可译为"正念"。这是一种心理状态，指的是全神贯注于当前时刻的体验，而不对这些体验进行评判。它源于佛教传统，但现在在心理学和医学领域也被广泛应用。——译者注

促使我们特别愿意投入其中。[11]

当我们带着关注与动物互动时，我们的大脑会被这些神经递质的混合物冲刷，感到更加轻松，更加享受，在一段时间内没有烦恼。抑郁症患者可以在弗赖堡的蒙登霍夫（Mundenhof）体验到这种感受，在那里，他们可以在弗赖堡大学医院精神病学和心理治疗系主任伊丽莎白·夏拉姆（Elisabeth Schramm）教授的指导下，与羊一起参与静观疗法。

金发的瓦伦蒂娜、勇敢的邦妮、比耶娜。比莉和朱利娅——不熟悉的人几乎无法区分它们，但对于蒙登霍夫的这个团体来说却很容易。伊丽莎白·夏拉姆解释说："每只羊都是不同的。""您必须非常仔细地了解它们，静静地观察它们。它们不喜欢不专心的人。"与羊一起工作时，必须专注于它们，以与它们建立联结，否则在散步时就只能拖着它们走。但是在后来的冥想散步中，没有患者会拖着"他们的"羊，也没有人像在社交出游时那样唠唠叨叨。为什么呢？因为在与羊互动的过程中，会专门训练当下的静观。不评价，不评判，而是体验，以极大的开放性去体验和感知。伊丽莎白·夏拉姆这样描述这种效果："我们要能够感知自己的身体感觉和情感，这是自我关怀的前提，也是我们行为的重要数据来源。"此外，它还可以帮助我们进入"心流"状态，这常常能够阻挡不利的、烦人的行为模式。保持和自己在一起，保持在当下，是一种态度，它发生在与羊和其他团队成员一起平静相处的互动中，然后"心流"就不会远了。当人们用所有感官来感受这种基本体验时，身体也会记住，并在感受压力时回溯这种体验。[12]

我们还有一个小技巧。当我们的来访者经常与帕科、里奥、佩佩或萨穆放松地在一起，与它们亲近，抚摸它们并与它们建立信任后，我们会给他们一些小巧的袋子。这些袋子里包含一小撮粪便、毛发、稻草和干草的混合物。来访者闻一闻它们，便可以使自己再次进入与驴子亲近时类似的状态。这种作用通常令人惊讶。这些嗅觉袋在我们面临考试焦虑、家庭冲突、孤独感或面对困难任务时都有帮助。为什么我们的嗅觉袋对一些来访者如此有效，仍然有待进一步研究。也许可以这样解释：驴子的气味和与之相关的愉悦回忆被存储在大脑中，可以通过嗅觉袋被反复提取。这样，里奥就能再次出现在他们的内心，使他们感受到它的亲近，催产素这种神奇的激素就会被释放出来，产生愉悦的效果。

无压力，更容易

治疗师通常有精准的目标，他们希望来访者改变自身的思维、感觉或行为。当来访者感受到必须改变的压力时，可能会很快变得不情愿。

10 岁的女孩玛丽在学校里经常坐立不安，无法集中注意力。她尝试过放松练习，但都失败了，而且，由于看不到成效，她对这些练习失去了兴趣。在动物辅助治疗中，她对羊驼很感兴趣。但这有一个问题，因为羊驼是那种需要努力才有可能建立亲近关系的动物。玛丽首先尝试用很多话语、计谋和技巧，接近一头名叫贝尼托（Benito）的羊驼，但没有成功。然而，她非常渴望抚摸它。过了一段时间，她才注意到，只有当她变得更加冷静和放松时，贝尼托才会停下来站住。首次取得的成功让玛丽明显变得更加活跃，她令人惊讶地冷静和小心。她越来越善于向贝尼托传达："我待人尊重、友善，你在我这里是安全的。"于是，她能够逐步亲近贝尼托。最终，贝尼托允许她牵着缰绳，套上绳子，它静静地站在她旁边。它甚至允许她轻轻触摸它的脖子。玛丽的治疗师多萝西亚（Dorothea）用细软的羊驼毛混合了一些羊毛，制作了一个小羊驼，这样玛丽就可以随时携带贝尼托，特别是在学校，这可以帮助她保持冷静和警觉。

这个例子表明，与心理治疗师或教练不同，动物并不想改变我们，它们只是清楚明了地展示它们的需求，并为我们的行为提供快速、准确和有效的明确反馈。正如玛丽的例子所示，这是一份很大的礼物。因为玛丽渴望与贝尼托建立联结，所以她自动地调整了自己的行为，完全没有压力。

薇拉·克劳斯（Vera Krause）是一位学习障碍儿童的母亲，曾用她的话向我们解释过这一点："我儿子每周都期待着能来这里，能与动物互动，他喜欢这样。重要的是，他在这里不会一直受到责备。他可以在这里表现出真实的自己。动物不向他要求任何事情。当他与狗一起散步、扔球或踢足球时，狗狗们都很开心。动物不向他要求任何事情，不像老师和治疗师，如果他不做，他们会很生气，而狗不会。所以他非常喜欢在这里，也非常愿意参与。"

在不安与放松之间

对于来访者来说，一开始很难评估动物，这是一个重要的改变动力，因为轻度刺激性的压力有助于改变。如果治疗中一切都只是"舒适"的话，新的体验就不会产生，改变主要发生在来访者必须离开自己的舒适区域时。神经生物学家杰拉尔德·休特（Gerald Hüther）指出，刺激、不适和不舒服是每一次新的发现、新的认知和新的看法的起点、动力和推动力。在这方面，我们的动物是真正的大师。

每天，我们都与来访者一起重新感受与驴子的相处，有时它们安静而顺从，但有时可能无法承受患者带来的压力，表现得像真正的倔驴。有时它们充满活力，会拱人和咬人，试探对方的界限。有时一次带着觉察的郊游，会像一次心流体验，有时地面的每一道沟壑或者森林中的每一个声音都充满危险，于是它们会停下来思考——有时候要思考好久，就像小小的永恒。这也是好事。

正是这些刺激和新的体验，最终促成了新的自我理解，并形成了对自己的全新看法。

新的体验可能有一些令人不安和困惑的成分，这提供了挑战和机会。但挑战不能太大，因为过多的压力会让来访者感受到阻碍。这就是为什么在治疗中保持压力和放松的平衡非常重要。

我们的爬行脑、脑干和边缘系统仍然对我们的情感和感觉产生着许多影响，可能比我们意识到的还要多。它们不断监视环境，分析是否存在危险迹象。如果有危险，它们会发出警报。如果这个警报太强烈，我们的思维就会受到阻碍，会根据古老的模式做出完全本能性的反应，这对治疗来说是没有意义的。

因此，如果我们注意到来访者在牵引驴子时感到不知所措，那么我们会先切换到另一个程序。让驴子吃草或者给它们梳理皮毛，他们就可以观察到放松时的动物，自己的紧张感也会减轻。交感神经即应激神经，会变得安静；副交感神经即平静神经，会兴奋起来。回到放松模式后，我们的来访者就可以再次专注于牵引驴子等活动了。

关于动物协同治疗师可以减轻压力的科学证明是充足的。

有一项研究发现，参加考试前有机会与狗互动的学生在互动之后明显更加轻松，能够更好地集中注意力完成任务，那些容易考试紧张的人也很少出现"断片"（blackout）。[13]

柏林夏里特医院的研究人员发现，对患有严重抑郁症的患者来说，狗可以减轻压力和焦虑。科学家们让患者讲述他们与动物在一起的体验。在一半的患者讲述的过程中，真的有一只狗在房间里。这只狗减轻了患者的恐惧感，明显使患者感到放松。[14]

对于不安静的孩子，一只镇静、放松的狗同样有镇定、放松和解决冲突的作用。维也纳兽医大学的库尔特·科特夏尔及其同事进行了一项涉及行为问题青少年的研究。青少年吃午餐时，有时会有一只狗在场。在对有狗和没有狗的日子进行对比后，研究者发现了令人惊讶的结果：在有狗的日子

207

里，沟通更加顺畅，紧张和攻击行为更少，氛围更加轻松，有更多愉快和轻松的互动，青少年的社交情感能力明显提高，更愿意合作。[15] 在第二项研究中，分析了有狗和没有狗的游戏情境。研究者再次发现，在场有狗有助于放松，从而改善社交互动和沟通情况。此外，还可以在青少年身上观察到生理效应，皮质醇水平明显下降了。这里的关键因素很可能是催产素。

狗的陪伴还减轻了接受医学检查或牙科手术的儿童的压力。在实验室情境中也是如此，在受试者被强烈拒绝但仍需要提供表现的情况下，没有动物陪伴的受试者与有动物陪伴的受试者相比，有更多的压力。[16] 对于儿童而言，狗甚至比充满爱心支持的父母能更有效地减轻压力。

研究发现，只有当人们能够抚摸动物时，才会感到宁静和放松。研究人员调查了人们在与一只狗进行眼神接触、与它交谈或抚摸它时血压的变化。[17] 事实上，当人们抚摸狗时，血压最低，而抚摸有柔软绒毛的物体则不会减轻焦虑。[18]

一名患有注意缺陷多动障碍（又称多动症）的 10 岁孩子的母亲马雷克·西伯特（Mareike Siebert）这样描述这种令人放松和减压的效果："对尼克拉斯来说最重要的是，通过与动物接触，他会变得平静下来。尤其是狗不会说话，只有肢体语言，因此尼克拉斯和奥斯卡之间的交流更多，更多的信息传到了尼克拉斯那里。而且，治疗狗散发出的这种平静会传递给尼克拉斯，他会真正与狗互动。当给它们吃零食时，他会稳定地伸出手。当他抚摸狗时，是的，他真的会放松下来。"

这一点在由心理学家安德里亚·贝茨（Andrea Beetz）领导的研究小组对社交不安全[①]的男孩进行的研究中得到了科学证实。[19] 研究中，他们要求孩子在两位陌生成年人的面前讲完一个故事，然后用心算算数，这种情况会带来一定的社交压力。1/3 的被试儿童会得到成年人友好的支持，其他孩子则分别在真正的狗和玩具狗的陪伴下完成任务。结果令人惊讶，狗明显减轻了压力，但成年人和玩具几乎没有。关键在于孩子们与动物互动的程度：那些与狗进行深入交流或抚摸狗的男孩尤其放松。

显然，狗可以在应对压力时比其他人更好地为社交不安全的人提供情感支持。在这一发现中蕴含着巨大的治疗潜力。因此，狗可以加快治疗师与患者之间建立信任关系的速度。

动物的支持

现年 39 岁的贾娜·布兰肯霍斯特（Jana Blankenhorst）有着浅棕色的头发，苗条的身材，出众的相貌。事实上，她本应过着幸福的生活，拥有众多的朋友和熟人。但贾娜再也不敢出门了。当她走上街道时，会突然之间喘不过气来，感到恶心和头晕，心脏急速跳动。有时她确信自己快要死了。

---

① 指个体在社交场合感到不安、焦虑或缺乏自信。这种不安全感可能表现为对他人评价的过度担忧、害怕被拒绝或被负面评价，以及在社交互动中感到紧张和不适。——译者注

但是所有她求诊的医生都证明她身体健康。渐渐地，人们开始意识到贾娜患有惊恐症。尽管接受了门诊治疗，情况却仍然一天比一天糟糕，最终她几乎不敢再出门了，只能住院治疗。但即使在医院，一开始她也不能走出病房门。她学会的唯一真正有用的方法是直面恐惧，忍受并坚持下去。但这怎么可能呢？光是想一想都会引发心跳加速、头晕和恶心。尽管她学会了更加关注自己、放松自己，以及在发作时采用一种特定的方法呼吸，却依然没有什么效果。这时，我们的协同治疗师辛巴登场了。有意识地呼吸，抚摸辛巴，加上雷纳的鼓励，这些会帮助贾娜控制自己的情绪，使她安然面对紧张的情境。有了辛巴的陪伴，贾娜能更容易地走出家门，对她来说，辛巴是一个安全的基地和港湾。一开始辛巴只是陪贾娜在通往家的道路上短暂地往返，后来还去了公园和草地。进展并不那么迅速，因为贾娜的惊恐症还时不时会发作。贾娜一步一步地领悟到，她的恐惧是无害的，逐渐赢回了她家门以外的世界和她的生活。

在实际工作中，我们经常发现，对于患有惊恐症的患者来说，当有动物在场时，面对恐惧会更容易。通常人们会觉得动物比人更具支持性。他们会寻求更多的身体接触，这是人际关系中安全依恋的一个标志。因此，那些缺乏安全依恋的人特别能从动物的社会支持中受益。催产素可能再次起到作用，它通过与动物的身体接触释放，抑制了大脑中的恐惧中枢，使恐惧刺激更容易消退。

动物激发动力

潜意识过程影响着我们的情感，并进一步影响我们的动机。休闲运动中的乐趣是这样，人们在工作中可能感受到的内在满足感也是如此。然而，潜意识也可以引发恐惧和不愉快的情感，这可能成为人们的障碍。

动机障碍绝不仅限于缺乏进展或缺乏执行意愿。通常，这些障碍是实实在在的恐惧、不安的情绪或不情愿，让我们感到困扰，比如担心出丑、对不确定的未来感到不安，或者不愿意置身于一个不喜欢的情境中。这些动机障碍根深蒂固，不是仅仅通过说几句好话就能消除的。

研究表明，治疗的成功与失败往往取决于情绪和潜意识领域中的某些原始因素。为了成功地进行治疗，明示动机和隐含动机——理性动机和直觉——必须相互匹配。明示动机代表理性意图，代表我们的目标以及执行特定行动的意愿；

212

隐含动机代表情绪领域，代表潜意识的愿望和动机，但也代表了恐惧和不安。

萨姆·科尔森和伊丽莎白·科尔森是我们已经了解的动物辅助治疗的先驱者，他们讲述了一位名叫桑尼的 19 岁患者的故事，这位患者被诊断为患有严重的精神病。他通常蜷缩在床上，一动不动，几乎不说话。他的回答只有"是"、"不是"和"不知道"。奖赏式的行为疗法以及药物治疗都被证明无效。当萨姆·科尔森把刚毛猎狐梗犬阿尔文放在他床上时，桑尼转过身坐了起来，并开始微笑。阿尔文热烈地问候了桑尼，舔着他的脸，不久桑尼和阿尔文开始在床上翻滚。令所有人惊讶的是，桑尼想知道萨姆·科尔森是否允许他给狗喂水和食物。最后，他甚至站了起来，跟随阿尔文走过走廊。后来，桑尼可以在定期参加其他治疗的情况下与阿尔文一起玩，定期服用药物，并同意接受进一步的治疗。几个月后，他明显好转，可以出院了。治疗的成功当然不仅仅归功于与狗的接触，但与阿尔文的相遇标志着一个转折点。

有许多理由支持这种观点，即动物辅助治疗简单地将"直觉"和"理智"更好地并且更快地结合起来，从而使思考、练习和情绪体验成为一个整体。除了治疗中常见的思维策略以外，更重要的还有共情与跟随。

让我们用另一个例子来说明：10 岁的拉斯是一个严重超重的孩子，对他的游戏机以外的任何事情都没有兴趣。所有试图鼓励他进行减肥或多加运动以减轻体重的尝试都失败了。当我们与弗赖堡的运动医学专家一起提出在我们的狗场里提供拉斯与狗一起嬉戏的机会时，这个热爱狗的孩子立刻热情洋溢起来。他很快找到了他的四足伙伴吉普赛，并且想要做吉普赛所能做的一切，例如爬隧道、走独木桥、跨越障碍和玩追逐球。他没有错过任何一个训练课程。与吉普赛在一起，他的恐惧和对被歧视的担忧减少了。他只是享受与那只毛茸茸的小伙伴互动的乐趣。

最新的科学研究也证明了动物的激励作用。例如，当有动物作为协同治疗师时，吸毒患者在治疗计划中更有参与的动力。[20] 类似的情况也出现在针对超重儿童的减肥计划中。[21]

我们在与弗赖堡大学运动医学部的合作中，研究了超重儿童是否会在与狗一起活动时更活跃。[22] 首先，我们为儿童配备了运动监测器，然后让他们参加了多个由我们的狗示范的障碍训练和练习。作为对比，雷纳也尝试激发孩子们的积极性。测量数据非常清楚：当我们的母狗艾拉进行示范练习时，孩子们的活动量明显增加，而雷纳的激励尝试则相对无效。艾拉、查普和坎迪的效果更好。每周在正常治疗计划外与我们的狗一起运动 1 小时的孩子，在一年的时间里，明显减重，而只参加传统运动和减肥计划的对照组孩子则没有这种效果。

我们总是能够重复发现，动物主要在 3 个方面激励来访者：首先，使来访者感到自豪，因为他们成功地完成了具有挑战性的任务；其次，使他们感到自己很强大，因为他们成功地教会了动物一些东西；最后，使他们感受到与动物的社会和谐感，当被动物接纳和喜欢时，他们会受到鼓舞。

对于儿童和青少年来说，还有一个激发动力是希望更好地了解他们的动物协同治疗师。他们会上网查找信息，突然开始阅读书籍。在这种自愿的任务中，我们经常惊叹于年轻的来访者展现出的出色的专注力和毅力。

与动物的亲密接触，无论是与绵羊、豚鼠还是小马，都可以在没有强迫的情况下培养责任感、可靠性、冲动控制和关爱心。

动物没有偏见

人们无法完全摆脱对他人进行评判、感到反感或不安的倾向。尽管我们可以在头脑中立下誓言，要尊重残疾、患病和年迈的人，并关爱他们，但在现实中，我们的行为还是可能存在稍许的犹豫、面部表情的拒绝或无意识的保留。也许人类有一种生物学上的程序，使我们很难接受别人的痛苦或疼痛。因此，作为应对生活的一种策略，人们通常会将威胁性的思维和情感排除在外。我们会逃避。患者通常会无意识地注意到那些短暂的犹豫，注意到声音的颤抖或面部表情的扭曲。

动物可能不会使用这种策略。一只狗不太可能纠结为什么克拉森女士现在躺在床上，尽管她上周还是那么活跃。一只让霍夫彼得先生抚摸的狗并不知道他即将接受一次严重的化疗，它只会毫不拘谨地走向他，并与他互动。狗不了解防御机制，因此不会回避面对疾病、残疾和死亡。这让人感觉很好。

动物就像镜子

动物可以照见人类的阴影，那正是人类试图向自己和他人隐藏的个性部分，我们拒绝它们，无法认识到它们，因为它们深藏在潜意识深处。

《圣经》中早已指出，相较于"自己眼中的梁木"，人类更容易察觉"别人眼中的刺"。动物对于让我们发现自己的阴影非常有帮助，常常通过它们的存在提醒我们自己所拒绝的阴影部分。

因此，我们对来访者，特别是儿童，如何对待我们的狗廷巴非常感兴趣。如果他们回避与狗接触，那么很可能存在内在的冲突。这并不总是意味着来访者害怕狗。相反，也可能是潜在的攻击冲动，例如，一个儿童可能担心自己的手会伤害到狗。

害羞的法瑞迪腼腆地悄悄观察着位于慕尼黑的心理医生克丽丝缇娜的房间。对于这位于 2015 年与父母从叙利亚逃亡至德国的 10 岁男孩来说，德国依然是一个陌生的地方。很多事情都是未知的，很多事情都让他感到害怕。现在还要去咨询机构，这让他感到不安。不确定的居住状况像达摩克利斯之剑一样悬在这个家庭上方。他对心理医生克丽丝缇娜说的最初的、难以理解的一句话是："我们必须对德国人很好，否则我们就得离开！"他不断担心犯错，担心自己或家人招惹"德国人"。难怪这个小男孩严重焦虑和不安，遭受着睡眠障碍和噩梦的折磨。心理医生克丽丝缇娜很快意识到，交流困难不仅阻碍了治疗进程，法瑞迪由于害怕在她面前犯错，产生了压抑和不安，话说得很少，眼睛总是不安地来回扫视。在这种情况下，治疗如何能够成功呢？是克丽丝缇娜的协同治疗师，一只 8 岁的喜乐蒂牧羊犬阿尔伯特参与的时候了。结果令人惊讶，当与阿尔伯特互动时，法瑞迪忘记了他必须"完成"某事。他对阿尔伯特的回应是自发的、孩子气的，非常投入。治疗取得了良好的进展。但后来发生了一些戏剧性的事情：阿尔伯特被另一只狗咬伤得很重，必须接受多次手术，只能偶尔参加治疗。法瑞迪感到震惊和悲伤，阿尔伯特的创伤显然影响到了他，他非常担心"他的"狗。最初，克丽丝缇娜认为阿尔伯特的命运会对治疗产生负面影响，但事实却恰恰相反。阿尔伯特的命运使她能够与法瑞迪谈论他自己的身体和情感创伤，他的伤心、恐惧和担忧。阿尔伯特的伤和费力的康复成了法瑞迪自己感情的一面镜子。这个男孩能够体验到阿尔伯特目前的感受，这为他打开了通往自己不幸经历和情感的大门。此外，法瑞迪已认为克丽丝缇娜是一位关心和照顾他的"狗妈妈"，这使克丽丝缇娜对他来说从一个"决策者"变成了一个"值得信赖的人"。

不仅仅对于儿童，动物也会成为成年来访者的反射镜，有时我们的成年来访者会觉得我们的驴子倔强、愚笨和固执。当他们因此而生气时，我们首先让他们深呼吸，然后鼓励他们诚实地观察自身当下的情感，找出他们在"镜子"中看到了什么。驴子能够反映出来访者自己没有的东西，或者是他们固执地压抑、不能接纳的东西，又或者是让他们感到害怕的东西。

一家大型物流公司的总经理因患有慢性腹部不适而来诊所找雷纳就诊，他经常感到非常紧张。我们邀请他与我们的驴子一起参与正念疗法的治疗。他迟到了 15 分钟。他还有重要的日程安排，只能待 30 分钟，然后必须返回另一家诊所——这就是那个重要的日程安排。我们向病人明确表示，如果他只想花30分钟的时间，我们就不开始。在一番讨论后，他同意取消了那家诊所的预约。他觉得专注地梳理驴子的毛发毫无意义：这简直胡扯，浪费时间。相反，驴子的感觉完全不同：很酷。我们刚走进森林，就发现佩佩反映出了病人的行为。它踯躅而行，不安地摇摆着尾巴，耳朵像风车一样转动，不是病人在引导，而是佩佩在拖着他。他没有专注于引导。在我们介入之前，佩佩跳跃了两三下，挣脱了束缚。在一片小草地上，它停下来悠闲地吃着新鲜的草。病人试图带领佩佩继续前进的所有尝试都失败了。佩佩站在原地，就像生了根一样，目光紧紧地盯着草地。5分钟，10分钟，15分钟过去了。病人开始怀疑：为什么驴子不动？我明明是个很酷的驴子引路人。

这就是我们开始反思胃中的不适、压力、匆忙和紧张的时刻，而驴子只有在人们平静、专注、沉稳时才会跟随。于是我们就坐在那里，观察着吃草的驴子。不知不觉中，这变成了一种练习：专注地观察驴子。驴子吃草的声音是什么样的？它们在咀嚼之前会频繁地咬下多少草？新鲜的草是什么味道？当一匹驴子放松时，它看起来是什么样子的？慢慢地，病人的压力和紧张情绪减轻了，而帕科①似乎也注意到了这一点，因为最终它同意继续前进。它现在跟随了病人，尽管他们还不是一个完美的团队，但对于病人来说，这种改变是可以明显感知到的。

———

① 上文说的是佩佩。——译者注

后来，我们才了解到病人行为背后的原因。他的父亲经常大声称他为"失败者"。作为一个成年人，他取得了事业上的成功，像着魔一样地工作，建立了声誉、事业并获得了金钱。但他忽视了自己的健康和充实的生活。通过对抗他内心的失败者，他在外部世界取得了表面上的成功。但代价是什么呢？

很难用言语描述发生了什么，因为从客观的角度来看，来访者只是在一只驴子旁边走着。与动物的引导性接触旨在帮助来访者更加敏感地对待动物，并以它们的方式进行沟通。这只有在愿意全身心地融入、倾听和理解的情况下才能实现。为此，来访者需要培养他们自身的情感，更加自觉地感受动物并与之交往。对情感的有意识处理使这一切不再仅仅是下意识的反应，更有意识地控制与动物的接触成为可能。

当然，尽管我们的驴子反映出来访者的内心，但要真正面对这一切通常并不容易，因为这时来访者也会面对隐藏在他们阴影中的痛苦。他们会感受到自己的愤怒、悲伤、渴望、愿望和冲动。尽管如此，动物更容易帮助他们从灵魂的黑暗地下室中走出来，因为来访者认为动物是诚实的，不会怀有不正当的动机。

展示被压抑情感的画布

动物也可以像一块画布一样，让我们将自己的潜意识投射在它们身上。简单来说，投射是我们将特质、弱点或问题归于其他人或动物，而实际上是我们自己或公开或隐秘地拥有的。因此，狗和驴成为我们的渴望、我们自己压抑的情感和恐惧的投射对象，因为它们不能用言辞来反抗。糟糕的是，在正常情况下我们甚至没有意识到这一点。我们的来访者有时会说我们的驴非常固执，而他们自己在治疗中也不愿意做出任何改变。他们觉得里奥过于谨慎，甚至有些怕人，其实是他们对自己没有信心。动物为迄今未被满足的需求或渴望的情感创造了一个出口。

我们想通过一个例子来阐明这一点。43 岁的托马斯患上了职业倦怠综合征，这是在他完全出乎意料地被解雇后发生的。他正和我们以及我们的驴子一起散步。病人要借此学会对自己和驴子保持专注和觉察。托马斯带领着萨穆，后者像往常一样落在小组后面。贝蒂娜和托马斯讨论着他被解雇的事，托马斯停下来，一边讲述一边交叉着腿站立。萨穆也停下来——它也交叉着前腿站立。就这样，双方都站了一会儿，其间托马斯讲述了他的工作和生活。然后，托马斯想继续前进。贝蒂娜提醒托马斯，萨穆也需要先调整一下自己的腿部，然后才能继续前行。托马斯显得很惊讶，他看了看自己的腿，又看了看萨穆的腿。他连续咽了几次口水，流出了眼泪："萨穆就像一个好伙伴，不需要言语就能理解我。"这种同步让托马斯感受到了"被理解"的感觉，这是他很久没有体验过的。托马斯拥抱着萨穆，哭泣了几分钟。之后，他感到"释然"，然后对话发生了惊人的变化。托马斯说，他感到非常沮丧，甚至愤怒，这些情感深深植根于他内心。他的前老板没有像朋友一样对待他，而是像个浑蛋，突然之间就解雇了他，用的只是一些牵强附会的理由。他自己一直以为他们关系不错，甚至可以算朋友，但他的老板却冷酷地解雇了他。这真的让他非常不安。他一直以为他们相处得很好。现在他必须认识到，一切都只是幻想。事实上，没有人真正理解他，甚至连他的妻子也不例外。这让他感到气愤、恼怒、沮丧和受伤。他觉得在这个世界上非常孤独。通过一个简单的反映，只有两条交叉的腿，以及随后的身体接触，托马斯接触到了以前未曾意识到的情感。在后来的疗愈对话中，我们能够借鉴这一经历，处理他的负面情感，并提出如何重新建立信任感和亲近感。

与动物接触时，来访者无可避免地要将其通常处于无意识状态的关系模式表现出来，就好像呈现在画布上一样。这是非常重要的！因为我们的关系模式经验常常反映在心理疾病的症状中。它们显示了我们如何对待自己，是我们关系经验的一面镜子。当这种经验在动物和来访者的互动中表现出来时，就会出现令人着迷的疗愈可能性。虽然我们还不知道为什么来访者会表现出特定的行为，但我们能看到他们行为的特定性。他们通过自己的行为，塑造或引发了相应的反应，无论是在其他人还是在动物身上。

儿童心理治疗师鲍里斯·莱文森早期就观察到，在儿童和狗游戏期间，提出问题并得到回答要容易得多。莱文森称这为"与宠物一起玩耍的访谈"。他进一步完善了这种方法，并让年幼的孩子们感觉他们只是在和狗说话。首先，莱文森让狗和孩子握手，然后他对狗耳语，说孩子有秘密，但只愿意和它分享。莱文森说，动物只是倾听而不会泄露任何信息。接下来，莱文森就可以告诉孩子"铃铛"想知道的事情，孩子便向"铃铛"讲述。这样，莱文森只是作为问题和答案的中介。他小心地确保自己的话语前加上"铃铛说……"或"约翰尼说……"这样，孩子们就能够承受并有意识地体验那些他们之前可能否认过的感受。

在对较大的儿童进行治疗时，莱文森应用了一种修改过的方法。他重点尝试进入儿童的梦境世界。他会询问孩子们，铃铛在睡觉时可能做些什么梦。从他们的回答中，莱文森能够提取重要的诊断要素，也能找到继续交谈的切入点。如果孩子们描述的梦境带有攻击性，死亡在梦中扮演重要角色，或者同一个梦反复出现，那么这些都是值得关注的点。

实际上，我们观察到，当来访者可以通过动物这块画布来谈论问题性思维、情感或创伤性事件时，他们更容易打开自己。儿童和青少年心理疗愈师赖茵哈德（Reinhard）在一次督导中谈到了他的来访者，10 岁的诺亚。他怀疑诺亚经历了极度令自身感到困扰的事情，但他无法触碰到诺亚的内在。我们提醒赖茵哈德可以学习鲍里斯·莱文森询问儿童的方式。依靠他的合作伙伴边境牧羊犬巴斯特的帮助，赖茵哈德成功地进入诺亚的思维和情感世界。这只是一个简单的问题："巴斯特昨晚肯定做了一个噩梦。它呼噜声很大，喘着气，还用爪子乱挥。你认为巴斯特做了一个可怕的梦吗？"然后诺亚回答："他一定感到害怕，梦到被一个坏人伤害。"这只是众多步骤中的第一步，但借助巴斯特，赖茵哈德成功地在诺亚茂密的记忆丛林中找到了越来越多的小路。最终，通过巴斯特的帮助，他成功地与这个男孩谈论了男孩受到的创伤。巴斯特帮助诺亚找到了一条走出创伤的道路，因为它温柔地迫使诺亚直面创伤。

动物有助于整合自我中被防御的方面，促进康复。除了之前被压抑但又渴望的情感之外，还包括对积极的自我形象构成威胁的情感，这些情感在象征性上对应着动物自然体现的未开发的内在野性。这正是各种动物以其自然方式所体现的。

有一次，我们和驴子们一起出行。25 岁的彼得带领着他特别喜欢的帕科，因为他和驴子都是"真正的汉子"。当我们专注于细心引导时，驴子在路上是不应该停下来吃东西的，有专门的地方让它们舒适地啃草——只是在我们专注行走时不行。它们可以停下来，定位自己，挠挠痒，嗅嗅周围，但不能吃草，帕科、萨穆、佩佩和里奥都知道这一点，但它们仍然会不时测试我们的来访者是否也专注，是否能够及时注意到它们想要戏弄他们。帕科停下来挠了一下蹄子，头突然又低下了 10 厘米，啃了一口草。彼得感到愤怒，认为帕科在愚弄他。贝蒂娜问他是否曾经以这种方式和行为，戏弄过其他人。他羞愧地低下头，犹豫了一会儿后承认，他经常愚弄其他人。然后，贝蒂娜问彼得，帕科为什么要试图在他身上找到"漏洞"，它更愿意在哪些人身上测试这一点？以及它为什么要愚弄人，这样做会有什么短期和长期的后果。通过这个简短的交互，彼得进一步接近了他的潜意识，他的自我形象受到了威胁。最终，这涉及被认真对待、自尊心、羡慕、嫉妒和怨恨。贝蒂娜通过帕科以一种非常驴子式的方法让彼得看到了他内心未开发的野性。

实际上，驴子并不理解耍弄某人是什么意思。驴子更多的是在确认这个人是否真的是一个适合的引导者，值得它去跟随。如果不是，那么驴子宁愿自己来掌控局面。这是出于安全本能。作为引导者，我们的任务是让驴子相信我们的计划是重要的，是有意义的，它应该跟随我们的计划。但这是一个神奇的时刻，彼得在帕科的行为中看到了自己内心的阴影，即使帕科可能只是想吃一点草。这是一个与视角相关的问题。

动物是不会说话的疗愈师

动物在疗愈中的应用侧重于来访者的身体语言，因为这通常反映了他们的情感体验。来访者以典型的身体姿态和直觉行为模式进行练习，动物则相应地做出反应。

让我们来看看丽莎的例子。这个 12 岁的女孩在建立友谊方面遇到了困难。虽然她寻求联结，但总希望所有人都按她的意愿行事——无论是朋友、同学、父母还是兄弟姐妹。因此，冲突似乎是不可避免的。于是她开始接受心理学家克里斯蒂娜和她的协同治疗师——那只名叫阿尔伯特的狗的治疗。在最初的认识阶段，丽莎在与阿尔伯特的互动中还有些不确定，因此相对谨慎，但后来她的行为发生了改变。她变得更加具有强迫性，难以调节亲近感和距离感。她迫使阿尔伯特和她进行活跃的互动，然后又立即要求它服从，时而要求，时而管制。阿尔伯特对此如何反应呢？它觉得这种行为很愚蠢——就像丽莎的朋友和同学一样——它选择回到自己的安静区域。丽莎可以去做她想做的事，但请不要干涉它。这种拒绝使丽莎感到沮丧。于是阿尔伯特成了一条"愚蠢的狗"，在她看来，和它在一起根本无法做任何事。然而，丽莎的不悦通常不会持续太久，因为她非常渴望与阿尔伯特亲密接触和玩耍。正是这些神奇时刻的存在，使与丽莎讨论她失败的互动尝试成为可能，并帮助她更好地理解狗的语言，更细心地注意阿尔伯特的细微信号，并相应地做出反应。对于丽莎来说，虽然理解狗的语言和感知比较容易，但在她自己的行为上却很快遇到了障碍。丽莎很难被引导，克里斯蒂娜不得不多次中断丽莎和狗的联系，这让丽莎感到非常沮丧。接受阿尔伯特的需求是一个巨大的挑战。丽莎经常抱怨："但我现在就想要！""它现在就必须这样！"克里斯蒂娜接受了这些抱怨，并反复请丽莎试着设身处地为阿尔伯特想一想："好的，那是你的愿望。你认为阿尔伯特现在需要什么？你能做些什么让它感觉更舒服并愿意再次接近你？你什么时候感觉舒服？什么时候觉得你们的相处很棒？"渐渐地，丽莎不仅认识到狗的需求，还能够对此做出反应。双方的联系也变得越来越生动和愉快。

随后，一只 2 岁的公澳洲丝毛梗雨果也加入疗愈过程。

226

与对人类相对疏远，不太喜欢身体接触的阿尔伯特不同，雨果是一只爱玩爱撒娇的狗，它会主动寻求亲近。然而，这里发生了一些意想不到的事情：丽莎并不喜欢雨果。她觉得雨果把阿尔伯特挤走以获得所有注意力是不礼貌的。丽莎抱怨说："这太不公平了！阿尔伯特完全被忽略了，这怎么可以？"当克里斯蒂娜问"那什么是公平的"时，丽莎情绪爆发了：她希望在家里有自己的空间。克里斯蒂娜应该单独和阿尔伯特做些事情。不能总是只围绕着雨果转。在这里，我们再次找到了一个"神奇时刻"，在阿尔伯特身上，丽莎体验到了"被排挤的"和"被不公平对待的"大姐姐的感受，以及随之而来的悲伤情感。这很可能也解释了她自己强迫和苛求他人的行为。

在与动物的互动中，来访者会面对一种直接的反应，比如狗如何回应他们的游戏邀请，马或驴是否自愿跟随他们，动物伙伴是否紧张或平静。通过这样的方式，可以明显地看出来访者内心的信念和他们的行为之间可能存在的不一致。

我们经常在那些自称领导力强的来访者身上看到同样的情况，他们虽然口才了得，但身体语言却常常表达出不安全感。事实上，对于我们的驴子来说，言辞的作用很小。只有当来访者清楚自己想要什么，知道自己要去哪里，并且能够通过自己的身体姿态向驴子传达这种清晰性时，驴子才会认为他们是值得信赖的，感到安全并跟随他们。通过动物对我们身体语言的直接反应，以往不自觉、直觉化的行为特点，比如不安全感，变得可见。但这只是一个方面。在我们日常的工作中，让来访者在与驴子的接触中尝试不同的表达方式，并有意识地改变自己的领导风格，直到他们体验到一致性，也很重要。这样就能在语言和身体表达之间，以及意识和潜意识之间，达成更好的一致性。

我们人类能从动物的沟通天赋中学到什么吗？当然可以，因为在人际交往中，我们也会发送和接收大量的非言语信息，而情绪识别是人类沟通的关键要素。维也纳大学的一个跨学科团队为此找到了科学证据：他们使用一个特殊的计算机程序，研究了儿童和成人识别人类面部表情中情绪的能力。[23]他们在由狗辅助的训练进行之前和之后对研究对象进行了测试，参与者在为期12周的训练中每周与专门训练的狗只见面一次，同时主要关注狗的感受。结果显示，定期与狗接触可以提高成人和儿童识别愤怒、恐惧和厌恶的能力。此外，儿童在有狗辅助的训练之后更容易识别中性面部表情。因此，当人们专注于理解一个无法用语言沟通的其他生物的感受时，他们的非言语人类沟通能力也会得到提升。

在动物疗愈的背景下，我们可以有些夸张地说，动物存在于一切非语言交流中，例如关怀、游戏、娱乐和身体接触。它们反映我们的情绪状态，当意识与潜意识之间存在差距时，它们会提醒我们，并且通常成为那些静默中的焦点。相比之下，疗愈师负责所有语言方面的事务，如提问、给予建议、反馈、指出问题行为。这是我们工作小组的一项研究得出的结论，研究中我们的学生卡罗琳·赫斯特（Carolyn Herbst）分析了一些在戒毒诊所接受疗愈且疗愈过程中有狗狗参与的患者的访谈。一个患者对"您认为狗能做哪些疗愈师做不到的事情"的回答是："我敢说狗更加敏感，非常细腻和敏感。它们有人类所没有的感觉触角。狗更敏感、细腻，它们很快就能感知到不对劲的地方。它们能察觉到你当前需要什么，比如更多的关怀。费利（狗的名字）就能察觉到这一点，然后它就会过来，希望被抚摸。"另一位患者指出："当我和人交谈时，我常常是个'迷雾机器'。通过许多话语，我可以像隐藏在迷雾中一样。在动物面前这是不可能的，我也不需要这样，我可以在没有迷雾的情况下与它们相处。"

很棒的动物疗愈

在前面的章节中，我们展示了动物在疗愈过程中如何发挥作用。但是，它们在哪些疾病上特别有效，又有哪些成功是科学证明过的？因为，尽管这是值得高兴的，但来自科学界的批评也如暴风雨般袭来。研究人员和记者批评说，对实践的科学研究落后于实践本身，而且缺乏过硬的实证研究。

确实，长时间以来，高质量的科学研究相对稀少且不够可靠，原因在于研究设计上的不足。例如，存在的问题包括参与者数量过少、缺乏与对照组的比对，以及患者和疗愈师的期望态度过于乐观。此外，不同的干预措施在持续时间、频率、内容和目标上各不相同，这使对比变得困难，而且重复性研究太少，而重复性研究有助于确保结果的可靠性。

对于过去几十年来的这些指责，我们必须接受。在这段时间里，关于有效性的问题大多未得到回答。今天，越来越多的高质量研究被发表在著名的专业期刊上。这些研究大多是所谓的"随机对照实验"，它们是医学和心理疗愈研究中的重要方法。这种方法被认为是一种通用工具，可以毫无疑问地证明某种干预的有效性或无效性。然而，对此的信念有时呈现相当原教旨主义的特征。随机化意味着按照随机原则将参与者分配到不同的疗愈组。随机化的目的是排除偏见并在所有组中均匀分布已知和未知的影响因素。这项研究之所以被称为"受控"，是因为研究组的结果将与未接受疗愈的对照组或接受标准疗愈的对照组的结果进行比较。

通常单个研究的规模不足以可靠地回答研究问题。有时，关于某种疗愈之益处的多项研究可能会得出互相矛盾的结果。因此，为了找到可靠的答案，需要将所有研究放在所谓的系统综述里一起考虑和分析。元分析（Meta-Analysen）则更进一步，它将所有找到的研究的结果汇总成一个总结果。当然，这个总结果的说服力比单个研究的结果要强得多。

我们知道动物可以产生疗愈效果。尽管与其他疗愈学科相比，具体的知识还相对有限，但这并不影响这一信念。在像动物辅助治疗这样的新领域，自然还有许多问题待解决。例如，动物辅助治疗能否减少所需药物的量？它能缩短住院时间吗？需要多少次治疗才能产生积极效果？哪些患者特别受益？如何使效果持久？这些都是目前仍需要探索的问题。

过去 30 年的研究结果表明，动物可以促进身体、心理和社会方面的康复。最近发表的关于动物辅助治疗的研究也证实了其积极效果，即动物辅助治疗优于标准疗愈或对照疗愈。这一点也得到了我们实践经验的证实。但现在让我们来说明，动物在哪些疾病中是特别优秀的协同治疗师。

动物抗抑郁

50 岁的安妮特患有严重的抑郁症，她作为一名教育工作者的工作让她精疲力竭。她在自己的心理疗愈师的建议下，找到了萨宾娜·鲍迈斯特（Sabine Baumeister），一位在卢森堡生活和工作，经验丰富的使用马来疗愈的疗愈师。马场坐落在广阔的绿色草地上，一条小溪蜿蜒穿过马场。安妮特说，这是一个好地方，让她可以做一些对自己好的事情，并感受到快乐。最初，安妮特和萨宾娜一起观察马场中的马：它们什么时候、以何种方式做出反应？安妮特会牵着桑尼转一小圈，当她停下来时会发生什么？当她继续前进时又会怎样？安妮特本来只是想做一些对自己好的事情，但马很快就把她引向了自己的核心问题：如何设定界限和克服对拒绝的恐惧。

从小，安妮特只有在她表现得乖巧、出色时，才能得到父母的认可。那是一段艰难的经历。谁会愿意总去回忆自己父亲累得精疲力竭的样子呢？至今，她父亲的"你怎么样"这个问题仍然只是关心她的职业状况。安妮特惊讶地发现，她的童年似乎不是为了追求幸福，而是为了追求成就。即使到了 50 岁，她仍然很难清楚地表达自己的想法和需求。在观察马匹的过程中，她感受到了马如何设定界限，以及清晰的身体语言在其中的重要性。与桑尼的直接接触涉及亲密和距离：马什么时候越过了我的个人界限？什么样的距离对我和马都合适？我如何为自己争取更多空间？如何设定界限？为什么马需要界限？通过调整自己与马之间的距离，安妮特能够体验并感受到什么对她有益，以及她自己需要多少空间。她也发现，为自己争取空间可以带来平静，并使与桑尼的接触对他们双方都更无压力。如果她能更清楚、更明确地为自己争取空间，与人的交往是否也会变得更轻松呢？渐渐地，通过与桑尼的接触，她学会了更好地感知并表达自己的需求。通过这种方式，伴以心理疗愈，她开始能逐渐用不同的视角看待世界。

动物辅助治疗的抗抑郁作用在科学上得到了良好的证实。2007 年，来自弗拉格斯塔夫大学的心理学家梅根·苏特（Megan Souter）和米歇尔·米勒（Michelle Miller）进行了关于动物辅助治疗的第一项元分析，研究了动物对抑郁症状的影响。[24] 在当时，他们已经能够对 5 项研究进行评估。事实上，与动物的疗愈性接触显著地减少了抑郁症状。随后的研究也表明，动物能够改善抑郁症患者的情绪。例如，柏林的研究人员发现，疗愈辅助犬能提升情绪并减少焦虑。而且，与农村牲畜的接触也能减轻抑郁，帮助人们重新获得对生活的控制权。[25] 对于患有艾滋病的人来说，犬辅助疗愈减轻了他们的抑郁症状，而且艾滋病患者越是孤独，这种效果就越明显。正在接受化疗的患者也从狗的情绪提升作用中受益。对于老年人而言，定期与动物接触可以防止抑郁症恶化，有时甚至可以借助动物减轻抑郁症状。[26]

动物对抗痴呆症

我们在每天遛狗的时候认识了 70 岁的沃尔特·安格。他总是坐在萨斯巴赫瓦尔登养老院的花园围栏最前面。除了"哦""哎呀""是的，是的"，他已经不能再进行更多的交流。但这位老人对我们的狗廷巴有很强烈的反应，可能是因为他以前也养过卷毛狗。我们利用每天的遛狗时间也对他进行短暂的拜访，在此期间安格先生和廷巴通常会亲密地拥抱。几天后，安格先生开始展示一些他感兴趣的报纸剪报图片。在一张老爷车的照片前，他突然说："漂亮的车。"这是他几个月来首次清晰地说出完整的词语。

最初是情感和感官感知的层面：抚摸、触摸、温暖以及廷巴的无条件接受。廷巴给沃尔特·安格先生带来了温暖和安全感，他时常受到失去智力的困扰。廷巴让他感受到被接纳和理解，这种感觉是不依赖于外表、行为或认知能力的。这反过来又激励着他展示自己所能做的事情。

动物也能刺激认知，唤起童年的记忆，从而产生积极的情绪，正如我们在下一个例子中所证明的。

在弗赖堡的一家养老院，雷纳拜访了 94 岁的莉娜·贝尔格，她同意与他谈论她的生活。雷纳那时正在进行学术研究，为他的博士论文采访高龄人士。一切进行得很顺利，贝尔格女士向他讲述了她在东普鲁士的童年和青少年时期。这时，院里的猫咪米米进入房间，从科学的角度来看，谈话就此偏离了轨道。米米优雅地走过沙发，跳上贝尔格女士的床，蜷缩成一团，开始打呼噜。贝尔格女士此时只关注米米，她的叙述只围绕着米米和她生命中的其他猫咪。她讲述在东普鲁士的庄园里有很多猫，她怎样用牛奶喂养小猫咪。她甚至讲到虽然父亲禁止猫咪上床，但有一只猫却仍然睡在她的床上，她把窗户留了一条缝，猫就从那里爬到她的床上。当她与米米交谈时，她感觉不再孤单，回忆起她的童年和青少年时期，回忆起那里的景色、铁路、人们和庄园里的许多动物。她是家族的核心人物，总是充满行动力，总是在庄园、草地或河边。当她回想起来，总是看到自己和动物在一起。如今她有了米米，就像有了一个好朋友，她无条件地爱着米米。她可以真正依赖米米。雷纳花了很长时间才让贝尔格女士重新回到原本的话题——老龄化的个体道路。

235

米米唤起了贝尔格女士心中的回忆，这是件好事。因为对于老年人来说，意义已经从今天转移到昨天。尽管现在经常变得模糊不清，但过去依然是一个非常重要的记忆锚点。回忆是一个重要的工具，帮助人们成功适应变老。米米让贝尔格女士重温了过去，因为它激发了强烈的情感，这些情感常与童年和幸福的生活阶段联系在一起。

但动物不仅仅具有唤起记忆的功能，狗和猫生活在当下。它们不为明天担忧，而许多老年人却常常为自己的未来担忧。

因为对于人类来说，对老年可能带来的困难的认知就像是一个拖累他们的磨盘。动物代表的是当下，即"此地此刻"，而实践中常常显示，这能减轻老年人对未来的担忧。米米对贝尔格女士还有另一个同样重要的功能。通过与米米的接触，她能够通过触摸和抚摸，满足自己对身体接触、温柔、感官体验的需求。

　　动物还能带来更多影响。我们已经在前面介绍了艾伦·贝克教授在牙科手术前使用鱼作为镇静剂。他想看看鱼是否也能对其他人群产生类似惊人的效果，于是他和同事南希·爱德华兹（Nancy Edwards）在三家养老院安装了水族箱，并主要观察了患有痴呆症的养老院居民们对此的反应。这些鱼成了居民们的焦点，人们在水族箱前见面交流，这本身就是令人高兴的。更令人兴奋的是，当水族箱被放置在餐厅时，病人们更好地吃完了他们的食物，每天平均多吃 200克，比之前多了 1/4。这对痴呆症患者来说尤其值得注意，因为他们经常受到食欲不振的折磨。

　　2018 年的一项系统性综述工作总结了对痴呆症患者进行动物辅助干预的结果。[27] 作者们参考了来自 8 个国家的 30 多项研究。大多数研究使用的是狗，其他则使用了猫、马或装有鱼的水族箱。

　　当患有痴呆症的人与动物在一起时，他们的攻击行为减少了，变得更加平静和放松。同时，动物也激活了社交联系。患痴呆症的人开始更多地相互交谈，并与护理人员建立了更多的联结。与马和狗一起活动使老年人比他们只唱歌或做手工的同伴活跃得多。总的来说，生活质量有了明显的提高。

然而，动物并不是万能的。在迄今为止的研究中，并没
有发现在应对日常生活、注意力或记忆力方面的持续改善。
而且，正如预期的那样，这些效果仅在动物在场时才明显。

对多动症儿童的帮助

对于 12 岁的安东来说，蜗牛是迷人的动物。他尤其喜
欢非洲大蜗牛，因为它们真的非常大。它们奇特的形状和缓
慢的移动方式特别激发他的好奇心和观察欲。但有一个问题，
当他真的很吵闹、跳跃不定和不安静时，蜗牛就会躲回它们
的壳里，只有当安东变得非常平静和小心时，它们才会出来。
蜗牛通过它们的平静和缓慢，很快就能使安东平静下来，而
且他自己也已经做得相当好了，因为他特别喜欢它们用粗糙
的舌头在他皮肤上"刮擦"的感觉。

如果观察安东专注地与蜗牛互动，你不会想到他患有多
动症。安东认为："这很明显，蜗牛是活的，它在移动，观察
它比做任何游戏都有趣。"因此很明显，当安东与蜗牛在一起
时，他比平时更加平静、专注和有耐心。

在针对多动症儿童的研究中，目前的结果是令人鼓舞的。[28]
一组科学家研究了 88 名年龄在 7~9 岁、同时受到多动症两种
主要症状影响的儿童，即注意力集中困难和运动性不安。这
些参与者此前没有服用过利他林等药物。在为期 3 个月的研
究中，他们每周 2 次接受社交技能训练，目的是学习自我控

238

制、合作和提升解决问题的能力。在实验的一半参与者身边，引入了一只狗，孩子们可以在每次活动开始时与狗互动，并在整个训练过程中与它共处。另一半参与者则在开始时被允许自由玩耍，并会在某些练习中得到一只毛绒狗。

虽然通过训练，所有孩子的多动症症状都有所减轻，这是根据他们父母的评估得出的结论；但在那些被允许与疗愈陪伴犬在一起的孩子身上，效果出现得更早，而且干预结束时的改善总体上比没有四足助手的实验对象更为显著。特别是孩子们的注意力集中能力在与狗的互动中获得了提升。在某种程度上，这也适用于他们提升社交技能。但是在减轻多动症状方面，动物辅助治疗并没有带来比常规疗愈更多的收获。马匹辅助治疗似乎也能显著减轻多动症症状，[29] 并且与药物疗愈效果类似[30]。

尽管最初的发现相当令人鼓舞，但目前仍然缺乏足够的研究来得出真正有根据的关于动物辅助治疗在多动症中效果的证明。[31]

对孤独症患者的支持

马丁讨厌意外，如果有人不遵守他生活的规则，日常情境很快就会失控。马丁是一位患有阿斯伯格综合征的 50 岁患者。他通过强迫性洗涤来给生活带来一些控制，而房间里也不能有一丝污垢。因此，马丁觉得动物很恶心、脏乱、令人反感，他讨厌他的照顾者的狗，绝对不允许它进入房间。他

239

觉得触摸兔子或猫简直是不可能的。然而，他觉得马很美，尽管只是在他房间里的海报上。

有一天，马丁的照顾者说服马丁参加萨宾娜·鲍迈斯特在农场上进行的动物辅助治疗，因为一位同住者生病，有一个位置空了出来。马丁只是勉强接受了这个提议，所以他一开始在马场上站在最后面，双臂交叉。但当他发现了桑乔时，他跑了过去。桑乔是一匹小矮马，有着蓬松而浓密的鬃毛。马丁张开双臂，把脸埋进马的鬃毛里。他的照顾者和萨宾娜·鲍迈斯特都惊讶不已。马丁的脸上沾着马毛，而这对他来说是可以接受的。没有人知道马丁为什么会有这种不寻常的情感爆发。现在，他非常想再次来到这里，靠近他的新朋友桑乔。当然，起初马丁想抚摸和刷洗的只有桑乔，后来他的热情逐渐扩大到其他马的身上。最终，在养老院里，他能够更好地忍受触摸，这显著缓解了社交互动困难——但他仍然觉得他的照顾者的狗很恶心。

针对孤独症儿童和青少年的两项系统性综述研究得出了明确的结论：当狗、猫或豚鼠在场时，孤独症谱系障碍儿童在与同龄人互动时明显不那么焦虑和兴奋。[32,33] 孤独症儿童在经过动物辅助治疗后，沟通能力更强，多动和易分心的行为减少。成年患者感觉更好、更安全，认为自己对情境有更多控制，并且能更好地融入社群。这样，他们可以更好地应对压力。类似的结果也适用于马匹辅助治疗。研究报告显示，这种疗愈可以使孤独症谱系障碍的几个核心症状有所改善，社交互动增加，问题行为减少。[34]

240

动物已经被证明可以补充实验过的疗愈方案，帮助孤独症谱系障碍患者更容易地进行社交互动。动物的亲近似乎能减少孤独症患者在社交情境中的压力，从而显著地帮助他们提高社交技能。可能这里又一次有着神奇的物质催产素的作用。由于孤独症患者极难解读他人面部表情的隐含意义，所以有社交方面的困难。通常情况下，他们认为面孔并不比房屋更吸引人。但是，当催产素进入他们的鼻子时会发生什么呢？结果是明确的，在催产素的作用下，孤独症患者会更多地注视面孔，更长时间地看着眼睛，由此更好地判断对方的情绪。那么，动物是否能通过催产素帮助孤独症患者更好地理解人类呢？我们还不知道，但这个想法非常吸引人。

动物帮助应对创伤

241　　安娜拥有一段充满暴力、酒精和毒品的青春，在13岁时她就第一次尝试了自杀。现在这位黑头发的18岁女孩已经在一家青少年帮助机构生活了4年。对她来说，与其他人接触很困难。面对挫折时，她经常以对他人和自己施暴应对，比如割伤自己的前臂。对于照顾她的工作人员来说，处理她的情况很有挑战性，团队会议上经常讨论这个机构是否适合她。

　　的确，这个想法很大胆：尝试通过马匹辅助治疗，找到接近这位内向的年轻女性的方法。也许这还能帮助提升她的自尊，并向她展示如何以不同的方式应对挫折。因此，安娜来到了萨宾娜·鲍迈斯特这里，她不仅是使用马来疗愈的疗愈师，还是创伤专家。

起初，安娜非常怀疑这种方法。她最初的想法是"又是一种烂疗法"。开始的几个小时非常困难，因为当马不按她的意愿行动时，安娜很容易感到恼怒。然而，一匹名叫桑尼的马，它毫无偏见地接近了安娜。在桑尼身边，安娜感觉自己不再是那个被说"哦，就是那个安娜"的人。她极其讨厌照顾者们的那种表情。马儿直接向她展示它们喜欢和不喜欢的事物，它们的反馈是清晰和明确的，安娜能够很好地接受这些。随着时间的推移，安娜在萨宾娜的帮助下逐渐学会了觉察并表达自己的需求。

安娜还观察到萨宾娜如何以富有同理心和充满尊重的方式与她的马相处，这增强了她的信任，并让她感到自己不会被简单地贴标签。萨宾娜注意到，对安娜来说，一件非常重要的事情是向马儿们提供关怀，照顾它们，并对它们表达爱意。最初，安娜无法忍受过多的亲近，但渐渐地，她开始把手臂搭在桑尼的脖子上。萨宾娜慢慢地让安娜参与日常工作，于是在一次骑马出游中，安娜有机会帮助萨宾娜牵引马匹。对于安娜来说，成为一名"马语者"有一种全新的感觉，她不再是那个什么都做不好、被人嘲笑的人，而是变成有能力并且重要的人。后来，安娜也有机会骑桑尼，这匹母马能敏感地反映出当时发生的事情。那时，安娜和萨宾娜之间的关系已经稳定到了一个程度，这使萨宾娜能够向安娜反馈，她和桑尼相处时是否和谐，是否还存在一些不协调。当出现困难情况且被安娜设法克服时，萨宾娜会不时询问她是如何成功地处理和桑尼之间的这些棘手情况的，这样安娜就能更加意识到自己的长处和资源。虽然我们这里只用几行文字描述这个过程，但实际上，这是一个历时数月的共同旅程。

玛格丽特·奥黑尔（Maguerite O'Haire）是西拉斐特人与动物关系中心的教授，她在一项系统性的综述工作中分析了动物辅助治疗在治疗创伤后应激障碍中的效果。[35] 这项研究主要针对的是遭受过虐待和身负战争创伤的患者。在这些研究中，最常用的动物种类是狗和马。尽管关于动物在治疗创伤经历人群中作用的研究并不多，但结果仍然是鼓舞人心的。主要发现包括情绪得到改善，抑郁症状、焦虑和创伤后应激障碍症状明显减少。在狗或马的陪伴下，人们更容易笑，交谈更多，并更容易回忆起愉快的事。此外，动物似乎比人类治疗师更能改变与创伤相关的思维模式，减轻人们对创伤经历的反应，从总体上降低整体的兴奋性和焦虑感。

尽管与其他治疗方法（如行为疗法）相比，动物辅助治疗的研究数量还较少，但动物协同治疗师的优势已足够令人印象深刻，以至于许多诊所现在开始为狗、猫或豚鼠打开大门，或者在户外提供与马和驴相关的项目。此外，越来越多的门诊治疗师也在其治疗中引入了动物。

06
救命的海豚?

自美国电视剧《海豚宝贝》（Flipper）热映以来，海豚
成为最受欢迎的动物之一。它们总是友好、聪明、乐于助人，
那些经常带着笑容的海豚很快就赢得了观众的心。不久，人
们开始认为海豚具有疗愈能力，并将海豚辅助治疗宣布为治
疗各种身体和精神障碍的新奇疗法。

凯文是一个 10 岁的身体有残疾的男孩，他在一次事故
后只能勉强行走，而且手臂动作不受控制。他经常不安并且
不合作。但现在，他在大型泳池里微笑着，溅着水花，头顶
是灿烂的加勒比阳光，温度计显示着舒适的 26 度。他周围
游动着一只海豚，一位年轻的治疗师向他展示卡片，因为他
可以向海豚许一个愿望。凯文指了指上面有轮胎的卡片。在
治疗师的帮助下，他静静地高举着轮胎。果然，名叫戈比的
海豚在训练师做出一个简单手势后跳过了轮胎。凯文面露喜
悦，他的父母也在泳池边和他一起欢呼，他们的视线几乎无

法从儿子身上移开。当得知儿子还轻声说出了"卡片"这个词时，父亲马库斯说："我都自豪得要爆炸了。我们来这里真是值得。"这对早已放弃了对积极的变化抱有希望的父母感到兴奋，他们终于找到了一种能帮助儿子的治疗方法。

不幸的是，凯文只是一个虚构的角色，这个描述来自海豚辅助治疗的网站，这是这种治疗方法的正式名称。浏览这些网站时，我们通常看到的是一些快乐的孩子骑在平和的海豚背上的图片。父母们在网站上报告，这种疗法产生了巨大的效果。一家在土耳其的德国供应商甚至保证这种疗法可以缓解甚至治愈各种疾病，如孤独症、多动症、创伤后应激障碍、癌症和植物人状态。

然而，美丽的图片、治愈孩子的故事、自豪的父母和友好的海豚都是生意的一部分。几乎没有哪种动物辅助治疗像海豚辅助治疗这样有争议。在动物辅助治疗领域，危险的伪科学和有效的疗法往往只有一线之隔。

我们首先要声明，我们完全理解那些想要帮助孩子并为此尝试一切可能的父母。他们值得我们的赞赏和尊敬，因为他们不懈地努力着。正因为我们真诚地重视他们的努力，在这里，我们要非常坦诚地讨论海豚辅助治疗。

新时代

自古以来，就有许多关于海豚拥有非凡治愈能力的故事。[1]自从《海豚宝贝》播出后，我们爱上了海豚，因为它们圆润的体形、大眼睛和弯曲的前额符合婴儿的特征，这在我们心中自然激发了同情感。再加上它们那永恒的微笑，我们大多数人认为海豚之所以微笑是因为它们快乐。但这其实是一个大误解，因为这只是一种身体特征，让我们觉得它们好像在微笑。海豚总是"微笑"着，它们别无选择。这清楚地说明，那种微笑与它们的情感毫无关系。

基于这种错觉，人们产生了海豚拥有神奇力量、灵性和心灵感应能力，甚至是通往永恒幸福钥匙的想法。

因此，海豚成为 20 世纪 70 年代初在美国兴起的新时代运动的象征，这一点也不奇怪。当时的新时代运动充满了浪漫色彩，认为仅仅与海豚接触就有增强意识的效果，因为它们被视为在道德上卓越且拥有灵性的治疗师。

这种观点导致了一些非常奇特的对海豚的实验。例如，神经生理学家约翰·坎宁安·里利（John Cunningham Lilly）试图教海豚说话。这个想法甚至引起了美国国家航空航天局的注意，他们想利用这个方法与外星人建立联系。

在这个实验中，里利让一位年轻女子与一只名叫彼得的海豚在一间房子里日夜共处，房子里有膝盖高的水。他认为海豚比人类更聪明，所以教它们学习英语比自己学习"海豚语"要简单。然而，这个项目进展不顺，资金也日渐紧张。因为资助者越来越急切，他们想要看到实际的结果。里利从未能与他的非自愿动物受试者完成一次有意义的交流。于是里利，这位已经在自身实验中尝试使用 LSD 药物的人，想出了一个极度存疑的主意：他给海豚服用了 LSD。他的想法是，这种药物可以让海豚放松一些，从而更容易发出接近人类的声音。尽管海豚本身非常"健谈"，不仅会吹口哨和发出点击声，还会发出各种频率的响声，用来训练自己的幼崽或者驱赶鲨鱼，但即使在 LSD 的影响下，它们也没有发出人类耳朵能理解的声音。这种药物完全没有效果。[①]

即使在今天，人们仍然认为海豚拥有超自然能力，其中包括它们被认为是宇宙生命力——气（Chi）的源泉，或者拥有远超一般人类意识的灵性能力，这些能力据说只有在超越我们三维世界的思考中才能理解。新时代运动的思想领袖们从海豚和疗愈这两个词中获得了近乎宗教信仰般的感受。这导致互联网上充斥着许多非凡的故事，让人想起宗教奇迹式的疗愈。但从我们的角度来看，这些不过是"假消息"。没有任何可靠的证据表明这样的奇迹疗愈确实发生过。

海豚辅助治疗

海豚辅助治疗的实际起源可以追溯到 1971 年。当时，美国人类学家贝茜·史密斯（Betsy Smith）让她有精神障碍的哥哥与两只年轻的海豚一起进入水中。她注意到这些动物对她的哥哥非常友好，史密斯相信，这些海洋生物知道她的哥哥有残疾，并试图安抚他。这次经历对她影响深刻，以至于

---

① LSD，全称为麦角酸二乙胺，是一种半合成致幻剂，属于毒品，将这种药物用于海豚是极不妥当的。——编者注

不久后，史密斯在佛罗里达州的两个机构中设立了治疗项目，并免费提供了许多年。随后，许多地方出现了主要是商业性质的海豚辅助治疗设施。

由于没有普遍适用的海豚辅助治疗概念，不同机构提供的治疗各不相同。但几乎所有治疗都有一个共同点，正如海豚辅助治疗的另一位创始人大卫·纳撒森（David Nathanson）所认识到的那样：与海豚的相遇被用作一种激励手段，正如我们在本章开头的故事中看到的。当患者成功完成某项任务时，他们就可以与海豚一起做某些事情。可能是一场水战、在泳池边亲吻、跳过一个轮胎、共同游泳或被拖着游过水面。像喂食这样的活动，会让患者觉得自己是在照顾动物。

海豚辅助治疗通常包括其他治疗组成部分，例如物理治疗或与父母的谈话。典型的做法是，治疗由一个跨学科团队负责，这个团队包括心理学家、医生、特殊教育专家、理疗师、言语病理学家和职业治疗师。

可能的解释

关于海豚为何对人类有特殊的疗愈效果，有许多不同的解释。

第一种可能的解释是，仅仅与这些海洋哺乳动物接触就能够获得疗愈效果。这被描述为一种非凡的、强烈的"海豚能量冲击"，它能让人的心灵充满欢乐，释放出巨大的爱意，并被唤起和谐且极富活力的共处场景记忆。海豚在我们内心触发了对一个充满感情、拥有难以置信的活力、飘浮般轻盈和无限自由世界的记忆。

然而，这种解释似乎并不成立。一组德国研究人员在经过一年的密集观察后发现，海豚其实更倾向于避开游泳者，而不是主动与他们接触。实际上，只有一只海豚真正对患者表现出兴趣。研究人员还观察到，在泳池中饲养的动物在一次治疗会话中与患者真正接触的时间只有几秒钟。例如，第 1 天，平均每次治疗海豚与患者接触超过 8 秒钟，到了第 5 天这个时间降到了不到 2 秒。[2] 这并不是很长的时间。但有人辩称，随着接触时间的减少，患者需要进行更多的接近尝试，因此治疗更加成功。更有甚者，人们假设海豚主动减少对患者的关注，是为了激励患者进行更多的互动和交流。从科研的角度看，这纯粹是过度解读。我们认为，第 5 天海豚可能只是对人类失去了兴趣。当我们过于频繁地将我们的驴子用于治疗患者时，也观察到了类似的情况。这些观察还显示了另一点：大多数海豚会忽视孩子们，因此工作人员不得不介入，用食物激励海豚进行互动。

在我们的工作中，我们从不使用食物奖励，因为我们希望动物能与患者进行尽可能自由的互动。这与和自由生活的海豚一起游泳类似，因为在这种情况下，海豚似乎更倾向于自愿接近，平均每次治疗海豚与人类互动大约 14 分钟，具体时间从 3 分钟到 44 分钟不等。而且，自由生活的海豚也愿意与人类进行更深入的互动。

第二种解释，即海豚的点击声和咕哝声具有治愈作用，似乎也不是解决之道。海豚拥有一种定位系统，它们发出短暂的"咔嗒"声，即所谓的点击声，并接收反射回来的回声。通过这种方式，它们获得了对周围环境和声波扫过对象的一种声学图像。海豚在穿越视觉定位非常有限的海洋时需要使用它们的声呐。认为声波具有治愈作用的假设出于多个原因是非常可疑的。在清澈的水中进行治疗时，海豚根本不需要使用它们的声呐，因为单靠眼睛就能够进行定位。此外，声波的效果只有在海豚与患者距离较近且直接对准患者时才可能出现，但根据治疗期间的行为观察，这种情况并不常见。根据一项研究，儿童每次治疗时平均只暴露在海豚超声波下10秒，这对于取得治疗效果来说明显太短。

第三种解释认为，治愈作用并非来自海豚本身，而是源自环境的影响。海豚辅助治疗通常在海边的度假胜地进行。这些地方有着舒适的水温、灿烂的阳光、蔚蓝的大海，那些疗愈中心也专门为有残障儿童的家庭提供了设施。在那里，这些家庭不会被排斥，不会遭受不友善的目光，并且会发现他们并不是唯一有残障儿童的家庭。父母会感受到对他们家庭真正的关注，尤其是对他们残障孩子的关心。治疗师会花时间与他们交流，让这些家长终于感觉到自己不是被草率对待的。这种环境本身就能带来放松，从而有益于治疗，特别是在一个友好的环境中又得到专业人士支持的情况下。

第四种解释是所谓的安慰剂效应，这可能是由与地球上一些最迷人的生物相伴、旅行到美丽的地方、在温和的热带海洋中游泳、支持性的环境以及对治疗成功的高度期待所触发的。此外，父母通常会花费大量自有资金或筹集捐款，以便为他们的残障孩子提供这种治疗。个人牺牲巨大，与海豚共度的几天可能很快就花费 8000~10000 欧元。因此，他们对成功的期望非常高，即使是最小的变化也常常被视为巨大的成功。如果回家后必须向捐助者解释海豚几乎没有带来帮助，或者孩子们在返回后没有展示行为上的改变，难以想象那将是怎样一种情形。

在海豚辅助治疗中究竟发生了什么？我们最终并不知道。许多残障儿童可能会逐渐对持续不断的治疗失去兴趣，但与海豚的互动或许可以打破这种动力障碍，因为孩子们非常积极地想要与海豚接触。为了实现这一目标，他们被激励展示自己的行动并主动塑造情境。这要求他们利用所有可能的沟通方式来表达自己的需求。此外，可以认为海豚辅助治疗伴随着极为强烈和多层次的感官与情感体验。正如动物辅助治疗中常见的，特别是对于身体残疾的儿童或有心理问题的儿童，海豚的作用可能在于同时提供两种强烈但质量不同的刺激。在治疗情境中，动物一方面提供有节奏的运动刺激，另一方面激发以建立关系为目标的社会互动。我们之前已经讨论过，当我们密集体验某些感受，即同时激发多个大脑区域

时，神经网络就会重新连接。这正是在与海豚接触时可能发生的事情。此外，接触发生的背景也很重要：温暖的水、湛蓝的海洋、舒适的温度、非凡的动物、友好的治疗师和轻松的氛围。在这种环境下，我们的神经元很容易形成新的连接。

海豚辅助治疗似乎对父母也有所帮助。在治疗中，他们终于可以从一定距离外观察自己的孩子，因为他们知道孩子处于良好的照顾之下。放松的父母会以不同的视角看待他们的残障孩子，他们开始发现孩子的情感表达和行为尝试，这是他们之前可能没有想到的。放松的父母更有耐心。他们能注意到微小的变化，从而重新获得希望，并对孩子有了更多的信心。可以说，父母与孩子之间的关系改变了，至少暂时改变了。这种变化是有益的。

科学如是说

关于通过海豚疗愈的报道大多基于逸事和自述，但科学界也对海豚及其影响进行了研究。例如，罗斯托克的心理学家伊娃·斯图姆夫（Eva Stumpf）教授在 2016 年发表了全球 32 项关于海豚辅助治疗有效性的研究。这些研究大多数探究了海豚辅助治疗对有智力或身体障碍的儿童和青少年的影响，只有少数研究了海豚辅助治疗在治疗抑郁症、饮食障碍或创伤后应激障碍方面的有效性。[3]

通过海豚辅助治疗，不同残障儿童的沟通能力会提高，社交行为会有所改善。然而，他们的认知和运动能力以及家庭的生活水平和日常生活保持不变。这表明虽然海豚辅助治疗在某些方面可能有益，但它并不是万能的，不能改变所有情况。

此外，关于海豚辅助治疗的持久效果仍然存在疑问，因为目前所报告的效果完全基于家长的观察。教师或治疗师到目前为止还没有观察到任何持久的效果。尤其是这些进步通常都是非常小的：某个孩子突然说出"A"或伸手去抓一个球；某个孩子体态可能略微稳定一些，或者手臂和腿部稍微放松一些。对于家长来说——毫无疑问——这些往往是小的奇迹。然而，从科学的角度来看，没有证据表明海豚比我们的家畜和宠物有更强的疗愈效果。这表明，虽然海豚辅助治疗可能对某些个体产生积极影响，但其整体效果和其他动物辅助治疗相比可能并没有显著差异。[4]

此外，海豚辅助治疗的创始人之一，行为学家兼心理学家大卫·纳撒森博士，用机器取得了与真海豚辅助治疗相似的良好治疗效果。这些看起来酷似真海豚的治疗性动画海豚（therapeutic animation dolphin）在某些情况下甚至比真海豚取得了更好的疗效。[5] 尽管如此，许多家长仍然选择其他提供者，因为他们对活生生的海豚抱有更高的期望。这种期望甚至超过了对家畜的期望。正如一位父亲所说："嗯，我家也有鸡！"这表明，人们对与真实动物互动的情感和心理期望可能超过了实际的治疗效果。

阴暗面

色彩缤纷的照片展示着微笑的孩子和快乐的动物，掩盖了海豚辅助治疗的阴暗面。在我们进行的每一种动物辅助治疗中，我们都会先问自己：这里的附加价值是什么？普通的治疗是否就足够了？在患者的症状和限制条件下，真的有必要使用动物吗？特别是在海豚辅助治疗中，我们必须问自己：使用野生动物真的值得吗？面对这些问题，许多人——包括一些专家——往往耸耸肩，说："这有什么害处吗？"但对我们来说，决定性的问题一直都是：这对动物，特别是海豚来说，意味着什么？

大多数用于治疗的海豚生活在圈养环境中，而且通常是野外捕捉的。在捕捉过程中，就会有许多海洋动物死亡或受到严重伤害。事实是，血腥的驱赶猎捕活动之所以仍在进行，是因为渔民可以将这些动物以高价卖给世界各地的海豚馆。此外，海豚在圈养环境中无法得到适合其物种特性的照顾，因此它们常常表现出行为障碍，而这些行为障碍又需要用精神类药物来治疗。

这些行为障碍也使海豚变得危险。尽管神话宣称海豚是人类的朋友，甚至是守护天使，但海豚攻击和咬伤人的事却屡屡发生。这些动物也有可能表现出攻击性，它们的牙齿足够锋利，可以轻易将一条大梭子鱼撕成两半。一项研究发现，在 400 名海豚馆工作人员中，超过 50% 曾遭受海豚的袭击。[6] 同样有许多患者被海豚伤害，有时甚至是严重的。目击者报告了从脾脏撕裂到肋骨骨折、手和脚被撕掉，甚至差点溺亡等情况。我们感到非常惊讶，一些父母绝不会让孩子与狮子玩耍，却毫不犹豫地把他们带入与海豚共游的泳池中。

偶尔也有以"半圈养"方式提供的海豚辅助治疗，这通常在人工隔离海洋的海湾中进行。甚至有时是与野生海豚一起，此时同样会通过网状围栏暂时隔出一个区域，但即使如此，这些动物仍然可能持续地带来危险。这些危险包括受伤风险的增加、压力的增加以及对其自然行为的干扰。

新西兰奥塔哥大学的鲸类生物学家玛达莲娜·富马加利（Maddalena Fumagalli）观察到，游泳项目会干扰这些动物的睡眠。众所周知，海豚以其空中翻转和跳跃而闻名，它们通常在夜间游向公海捕捞鱼类，然后在黎明时分返回海岸和潟湖休息和睡觉。研究表明，当海豚的睡眠被干扰时，它们会进行更多的跳跃动作。大多数人认为这是海豚在友好地玩耍，但实际上这是它们睡眠被干扰的明显迹象。结果是，它们变得烦躁不安和筋疲力尽，对小海豚和同类的照顾也减少了。

258 海豚还可能受到感染。这些海洋哺乳动物特别容易感染上呼吸道疾病，人类可以传播这些病原体。虽然对于圈养的海豚来说，这种风险更大，但在野外，如果它们与被感染的人类接触，也存在感染的风险。

接受海豚辅助治疗的人们通常不了解这些《海豚宝贝》热潮的负面影响，因为关于海豚辅助治疗的负面信息很少或根本没有被公开。例如，表现出攻击性或正在死亡的海豚经常会被秘密地替换掉，新的海豚要么是从野外捕捉，要么是从其他机构转移过来。

遗憾的是，许多寻求治疗的人并没有意识到，他们寻求帮助的海豚可能和他们自己一样，也遭受着精神和身体上的创伤。事实上，与驴子、奶牛或羊的互动可能会产生与海豚相似的效果，而且成本更低，给动物带来的压力也小得多。

从我们的角度来看，如果这些动物真的拥有特殊的疗愈力量，那么使用海豚进行治疗是合理的。但是，需要有确凿的证据来证明，海豚能够将一个内向、自闭的孩子变成爱说话和喜欢拥抱的孩子，或者通过几小时的共同玩耍使一个唐氏综合征女孩的智商提高 15 分，又或者所谓的"海豚电场"真的能长久地帮助患有抑郁症的女性摆脱心理困境。

只要这些治疗效果还没有被证实，我们就坚决反对使用海豚进行治疗。我们有充分的理由这样做。海豚不是被驯化的动物，它们应该生活在属于它们的海洋中。

07
农场动物开启的世界

　　尽管存在许多关于动物伦理的担忧，海豚作为温柔的助手仍然广为人知。相比之下，只有少数人知道，更好的选项——类似海豚的动物，其实就生活在他们周围的环境中，见到它们往往只需要步行或开车几分钟。像我们一样，去乡下走走吧。

　　11月的天气凉爽且有雾。近午时分，我们驾驶着小型房车来到位于上施瓦本鲁尔芬恩（Rulfingen）的格林家族农场。两只阿彭策尔山犬迎接了我们，一只是沉着的马克斯，另一只是正处于青春期的莫里茨。短暂的兴奋之后，一切又恢复了平静。多年来，我们与安德烈亚·格林和她的丈夫胡伯特成了朋友。安德烈亚开朗友好，心地善良，最重要的是，她全心全意地做一位农妇。像许多家族企业一样，她的农场上住着三代人，从事生态农业——生态是她们的生活哲学。这是一个几乎无牲畜的农场，他们多年前就已经放弃了养奶牛和肉牛，现在他们种植着小麦、蚕豆、扁豆以及美味的土豆。

那里很热闹吗？农场并没有很多牲畜，但安德烈亚发现了她农场的另一个宝藏：农场动物的治愈作用。奶牛宝拉、公鸡亨利、迷你猪米奇和驴子米娅是她农场中的明星。[1]

在草地上，我们遇到了奶牛宝拉和它的女儿克拉拉，它们正在反刍，显然很满足地躺在湿润的草地上。三只驴子米娅、帕布罗和路易斯只是短暂地抬头看了一眼，然后继续悠闲地吃草——这是驴子最喜欢做的事。四只迷你猪在牲口棚里，其中两只才刚到农场不久，正在适应新环境。在这两只新来的猪开始作为协同治疗师工作之前，它们还需要学习很多东西，适应各种不同的人、情境和物料。农场上也有绵羊和山羊，它们也是协同治疗师。

农场上的动物辅助治疗总是团队合作的成果。安德烈亚凭借她作为农妇、农场教育者、动物辅助治疗师和教育专家的经验参与其中，而来访者的看护人则带来他们特定的教育或治疗专业知识。通过这种方式，可以确保既关注到动物，也充分关照到那些通常有着重度残疾的人，从而使治疗达到预期的目标。

固执的驴子使人振奋

驴子是非常平和的动物，但拥有强烈的个性。可以说，它们坚定地表达自己的意见。记得吗？它们从生活在贫瘠多山地区的祖先那里继承了这些特质。它们的长耳朵、大眼睛和柔软的嘴巴能打开许多人的心扉。但它们在面对危险时的沉着行为也能很好地被用于治疗。当马匹选择逃跑时，驴子会站立不动，冷静地处理。它们的平静和有时倔强的行为能够促进社交能力的提升。因为在它们面前表现出有压力、大喊大叫或暴力是无效的。那样的话，它们就会"罢工"。安德烈亚·格林说，这要求感知并理解驴子的需求、情绪和感受，同时也要感受自己在驴子"罢工"时的状态，然后以恰当、有同理心和耐心的方式来处理。

安德利亚斯想要和母驴米娅一起出去玩，他已经期待了好几个小时，迫不及待地坐着轮椅从残疾人专用车辆中滑行出来。自从一场可怕的车祸后，这位 11 岁的孩子因身体严重受限而坐在轮椅上。出游前，米娅需要被清洁，这对安德利亚斯来说是一项艰巨的任务。他坐在轮椅上，努力地梳理着驴子的侧腹，偶尔也能站起来，短暂地刷一下驴子的背部。经过毛发护理后，整个团队沿着村子外的柏油路前行。一名看护推着轮椅，而安德利亚斯专注地牵着米娅，让米娅走在他旁边，手里拿着一根长绳。安全第一，因此安德烈亚·格林还在手里拿着另一根引导绳。亲爱的读者们，你们知道，驴子在途中要在特定的地方吃东西，否则就无法前进，因此需要特别安排休息时间。当这个吃东西的时刻终于到来时，安德利亚斯站起来，虽然摇摇晃晃，但还是在看护的支持下走进草地。他希望米娅吃的是"好草"，而不是路边的草。他相信路边的草肯定被狗尿过。虽然这对他来说需要很大的力量和勇气，但米娅是他最好的动力训练师。在与米娅外出活动时，他总是能收集到东西，无论是玉米棒、粗大的木块、光滑的石头还是红苹果，这些都被塞进米娅身上的背包里，带回家，成为驴子徒步旅行的战利品。

在照顾动物的过程中，人们体验到自己的行动能够产生效果。正如专业人士所说，他们体验到了"自我效能感"。对于身体有障碍的人来说，这并不是理所当然的。在日常生活中，通常是别人在为他们做事，而在动物辅助治疗中，角色发生了转换，这样来访者就可以通过自己的能力学习成功地处理事务。例如，当一个孩子牵着一头巨大的奶牛时，自信心会大大增强。

梳子、橡胶马梳、刷头、按摩刷、除毛刮刀——对于一名快乐的 10 岁孩子来说，这些不是难以理解的东西，而是他用来给驴子清除毛发中的污垢和灰尘的工具。阿希姆患有运动发育障碍，因此动作笨拙，不够灵巧，他在需要速度、技巧和敏捷性的任务上会遇到困难。戴着帽子，穿着背带裤，他毫无拘束地走向驴子，驴子用长长的"咿呀"声欢迎他，因为它们知道，现在是享受美妙的刷毛按摩的时候了。阿希姆非常清楚，要用银色梳子刷鬃毛和尾巴，用橡胶马梳刷背和臀部。首先是仔细的按摩，然后用刷子顺毛——驴子路易斯喜欢让软刷子刷肚子。阿希姆投入而专注地工作了好几分钟。他不仅给驴子带来了好处，也对自己有益。在此过程中，他甚至没有意识到，清洁驴子特别锻炼了他做大幅度动作和精细动作的能力。

对许多残疾人来说，依照有结构和有序的行动程序做事是困难的——但在与动物互动时，这一点往往能够自然而然地实现。只有那些注意并接受与驴子相处的特定行为规则的人，才能够抚摸它们、给它们戴上笼头，最终与它们一起去远足。动物，尤其是驴和马，自然而然地要求稳定的结构和程序，这些提供了支撑、方向和安全感。当来访者能够接受并练习这种方法时，他们会变得更加自信和有能力。他们知道哪些行动应该以何种方式执行，以及这些行为可能产生的后果。这样，就会形成越来越多的熟悉感、鼓舞人心的成功体验和内心的支撑。随着内在支撑的增强，治疗师就能够在外部支持上，即提供结构方面逐渐退下去。对自身能力的信心的提升，增强了自豪感、自信心和自尊。

9岁的安妮塔在行动规划方面有严重限制，她几乎无法预见性地思考，因此在权衡达到目标所需的步骤时遇到了很大困难。比如，当她需要穿衣服时，她会走进自己的房间开始穿衣，但中途会停下来做其他事情。那时她可能只穿了内裤和内衣，可能只有一条腿穿上了长裤。当父母要求她继续穿衣时，她会对自己尚未穿好衣服感到惊讶。在学校，当她要写东西时，她会忘记从书包里拿出笔袋，结果没有笔可用。

制订计划时，驴子的需求特质成为助力，因为驴子需要饮水和食物，需要一个干净的马厩，偶尔还需要进行身体护理。安妮塔非常希望驴子们感到舒适和愉快，为此需要执行多项工作，最初这些对安妮塔来说是一个挑战。通过使用简单的工作卡片，计划工作变得更容易，卡片上清楚地写明了什么时候做什么。首先洗手，然后给驴子套上缰绳，拿来梳理工具，接着清理驴子。之后清理马厩，填满干草和稻草，让驴子回到马厩，最后再次洗手。最开始这些对安妮塔来说很困难，安德烈亚·格林不得不多次帮助她。但随着治疗的进行，她越来越少地需要查看她的卡片。她想要为她的驴子做好一切，为此她努力工作，并在看到所有驴子都干净、饱食、满足时感到高兴。她在驴子身上学到的东西，也在她父母的帮助下应用到家里的日常事务中，果然，情况逐渐改善。

与迷你猪的约会

一个成年人可能会有些害怕接触，但约翰，一个有学习障碍的圆脸小学生，却毫无顾忌地走进猪圈。这是一个泥泞但有趣的体验。迷你猪米奇并没有表现出怀疑的神情，它兴奋地咕噜着欢迎这个小男孩。它确实很高兴，并不是出于礼貌而发出咕噜声。约翰与人相处有些困难，但显然与猪就没有这个问题。约翰和这些有刚毛的动物相处得很好。他没有把动物看作餐桌上的一部分——众所周知，孩子们喜欢吃猪排——而是把它们看作朋友。他甚至还可以跟它们聊天。"不许偷听。"他对旁边的成年人说，似乎有些秘密要和猪讨论。

迷你猪和它们的祖先——野猪一样，总是非常活跃。它们天生就喜欢到处嗅探和挖掘寻找食物。如果将一粒玉米粒卷入地毯中，猪会将其翻出来。为了让猪们喜欢障碍赛跑道，可以在隧道或跷跷板上放些食物碎块。之后，猪就会自己完

265

成跑道障碍赛，因为这通常会让它们感到快乐。单纯观察它们对于来访者来说就是纯粹的快乐。但是，由于猪们好奇且乐于参与这类活动，它们也会跟随孩子们。安德烈亚·格林知道，"由于它们的真实本性，猪成为宝贵的协同治疗师。无论是通过愤怒或害怕的尖叫，还是满意的咕噜声，它们都会明确地表达自己的感受。这样，人们可以立即得到反馈，知道他们的行为是否适合猪"。猪能激活懒于运动和内向的孩子，但对于活跃、急躁的孩子，比如有多动症症状的孩子，可能会产生相反的效果。

桑德拉总是饿，她有一种难以满足的食欲，从不知道饱的感觉，总是在想着找点吃的。这个 10 岁的女孩患有所谓的普拉德-威利综合征，由于患病，患者总是感到饥饿，因为他们没有饱腹感。桑德拉明显超重，而且在智力和身体上有些落后。虽然她能学习所有东西，但在行动和思考上比较慢。她的肌肉弱点影响了她的身体意识。她的平衡能力和运动协调能力受到了严重影响。在这里，迷你猪米奇和米妮成了运动训练师。这两只猪非常活跃，不停地在它们的草地上走动。猪的活动是具有感染力的，自然地增加了桑德拉的运动欲望和主动想要活动、了解周围环境的意愿。在农场这个独一无二的儿童体操世界中，她可以在木头上保持平衡，跳过稻草堆，爬过隧道——两只有着长鼻子的动物总是跟在她后面。在这段时间里，她对食物的思考被抹去了，一小时后，桑德拉虽然满头大汗，但心满意足地与米奇和迷妮道别，并愉快地说"下次见"。

266

许多有障碍的孩子在经历了无休止的治疗后可能会失去兴趣，与农场动物的互动能够打破这种动力障碍。它似乎使得那些患有严重障碍的病人首次对其他促进措施变得开放。对安德烈亚·格林来说，米奇和它的同类就像是一种激励催化剂，显著提高了参与者的兴趣。

詹妮轻声嘟囔着"土豆"，微笑着把一颗土豆递到猪的鼻子前。这是一个神奇的瞬间，周围突然变得肃穆而安静。詹妮的看护人员静静地站在猪栏边，不敢置信地看着这个胖胖的女孩。就连猪也停止了大声咕噜，好像它们意识到了这一刻的意义。因为"土豆"是这个9岁女孩数月来第一次说出的词。从很小的时候开始，她的智力发育就严重受损，随着时间的推移，她甚至连任何不清晰的声音都不再发出——直到今天。这是一个微小但充满希望的开始。

成为羊群的一部分

羊是群居动物。这种社会化的生活方式使它们更容易获267得食物，也是它们生命的保障。作为群居动物，它们对群体内其他成员的情绪非常敏感。如果群内一员感到害怕，所有羊都会知道，且会在几秒钟内组织起逃跑。羊会通过同步行动来加强彼此间的团结感，会一起打哈欠、排尿，面对危险时一起摇晃羊毛以摆脱恐惧，然后一起休息和觅食。

羊常被视为动物辅助治疗中的"王者"。一旦它们习惯了与人类的定期接触，即使在较大的人类群体中也会感到舒适，因为作为群居动物，它们不会因为空间狭窄或人数众多而感到不适。

莫娜是一个 14 岁的金发少女，她在家里常常感到烦躁、无精打采和沮丧。她的父母最近刚刚分开，这对她来说是一个巨大的打击。她感到被父亲抛弃了，有时甚至恨他，这种感觉让她自己都感到厌恶。然而，在与羊群相处时，她能暂时忘记自己的痛苦。清理羊圈、撒稻草、驱赶羊群到牧场，尤其是成为羊群的一部分，她在这些活动中表现出极大的热情。莫娜最喜欢坐在羊群中，听它们的咀嚼声和吧唧声。"在那时，我会变得非常平静，什么都不想。"

羊对噪声、喧闹和尖叫声不会感到压倒性的困扰，因为羊群中也经常会很吵闹。羊的特征不多，它们的手势和面部表情相对容易解读。因此，它们非常适合孤独症谱系障碍的来访者，许多孤独症儿童能更快地理解羊的肢体语言，从而更容易接受亲近。羊喜欢亲密接触，享受被抚摸。由于它们厚厚的羊毛，即使是笨拙的触摸它们也能承受。但在建立联结时，它们非常敏感。即使在压力下，羊也不会咬人或踢人，因此对于不安全的人或有严重身体障碍的人来说，与它们相处是安全的。从羊群的社会性和强烈的集体感中，来访者可以学习社交行为。"因为，"安德烈亚·格林说，"作为逃避动物，它们对对方的情绪非常敏感，致力于和谐相处。观察一群正在吃草的羊有一种非常平静的效果。在反刍时，它们为人类提供了一个美妙的休息或拥抱时刻。"

任性的山羊有边界

由于山羊原本生活在山区，它们的适应性非常强，能够迅速应对变化多端的生活环境。在羊群中，每只山羊在面临危险时都会为自己做出决定。为了在山区获得食物，山羊必须具备强创造性、强适应性且反应敏捷的特质。这些特性也体现在那些生活在人类照料下的山羊身上。"我的山羊非常活泼和充满生机，"安德烈亚·格林说，"它们既敏感又顽皮，既有同理心又会越界。山羊学东西很快，但也容易分心。"

因为山羊用其肢体语言中展示了社交互动中极为优雅的相互合作与竞争，仅仅观察它们就能洞察很多事情。难道不是所有人都有一些调皮、不守常规，或者说"任性"的一面吗？观察并讨论这一点可以引发对善与恶、黑与白的思考，也许能更容易地接受自己的"任性"行为，或者鼓励人们尝试不同的行为方式。[2]

斯特罗奇是一只被阉割过的山羊，喜欢啃咬鞋带，试图打开雨衣的拉链。有时它还会撞到拉斯。拉斯是一名 12 岁的患有多动症的男孩，对斯特罗奇如此不知礼貌和大胆的行为感到恼火。拉斯觉得这一点都不好，尽管他本人经常冲动行事，不遵守游戏规则，因此被同龄人避开。在与山羊的接触中，拉斯可以体会到别人调皮和不守规矩是什么感觉。通过这个过程，拉斯可以意识到他自己经常表现得就像斯特罗奇一样，这让他开始反思。他不想成为这样的人。

当山羊感到安全时，它们会表现出极大的好奇心和探索欲，几乎无法抗拒与孩子们一起攀爬和跳跃的冲动。因此，它们能够激发孩子们进行活动的愿望。山羊经常也能激发人的心理活动，也许正是因为它们与多动症儿童类似，反应迅速、行为多变，所以特别能与多动症儿童相融合。

山羊激发了莱昂的活力，这个男孩非常喜欢山羊和弗赖堡体育俱乐部。因此，这个小足球迷觉得山羊抢他的球迷围巾特别有趣。这个 10 岁的男孩有先天性身体障碍。但是，山羊激发了他所有的能量。当他在草地上跑动时，所有的山羊都会跟在他后面，或者相反，他跟在山羊后面跑。这就像玩捉迷藏一样。

山羊是反应神奇的动物，当遇到不喜欢的事情时，它们的反应速度比其他动物要快得多。由于它们固执，它们还可以帮助训练那些较缺乏毅力的孩子，因为山羊想知道人们是否能说不。例如，当它们试图解开鞋带或拉链，或者在围栏边厚颜无耻地乞求食物时，孩子们可以学会清晰地说"停"，并且坚定地站稳立场。

与鸡相处练习耐心

家养鸡的祖先曾在光线充足的森林中觅食。森林是它们躲避捕食者的庇护所，树是它们相对安全的睡觉的地方。鸡喜欢四处跑动，探索一切移动的事物，在阳光下展开翅膀，梳理羽毛，并在沙地上沐浴。整天，它们都非常忙碌，啄食、刨地、啄打、奔跑和挖掘。鸡是杂食性动物，它们的食谱包括种子、植物、昆虫（包括蠕虫），有时甚至是老鼠。日落时，鸡会寻找较高的睡觉地点，并保持安静，因为在黑暗中它们视力不佳，因此变得无助和无法自卫。鸡是逃跑动物，对可能的捕食者有非常敏锐的感知，其中也包括人类。因此，它们会避开忙乱、不安的人。与鸡建立友谊要注意，不能用力量或诡计哄骗鸡亲近。只有礼貌、放松的行为和耐心才能与鸡建立亲密的接触。对许多小患者来说，耐心是一个重要的话题。由于他们的疾病，他们必须忍受巨大的挫折感，因为他们往往长时间生活在受限制的情况下，而进展可能不会像希望的那样快速到来。

一个患有多动症的孩子想要抱着一只鸡——这似乎是不可想象的。然而，这正是 8 岁的罗伦茨所设定的目标。正如所料，这比罗伦茨预想得要困难。鸡常常扑扇翅膀，发出咯咯的叫声，所以罗伦茨试图通过夸张的手势引起它们的注意。但是，恰恰相反，鸡都跑进了鸡舍。他花了一些时间才意识到这样做不行。想要抱住一只鸡，他必须让自己保持平静和克制。对罗伦茨来说，这非常困难，直到第 4 次尝试时，他才能安静地坐下，而那时，鸡就在他周围啄食。他的动力被激发了，他相信自己能做到。果然，在 9 次尝试后，他能够控制自己让亨利这只公鸡跑到他的腿上。为了在日常生活中不断提醒自己要像亨利一样有耐心，他将一张亨利坐在他腿上的照片用作记忆辅助。尽管不确定他是否能在日常生活中做到这一点，但至少已经迈出了第一步。

安德烈亚·格林观察到，只有当鸡信任某个人并感到安全时，它们才会靠近这个人。那时，它们非常喜欢被抱在怀里摇晃，被抚摸脖子和拥抱。正是基于它们的高度敏感性，它们在治疗上发挥了作用。在与鸡的接触中，可以非常有效地提升社交能力，因为鸡会精准地对不适当的行为做出反应，从而促进快速学习。与狗或马不同，鸡不会对语言指令做出反应，因此来访者可以通过鸡无过滤地看到自己的行为。

牛能平静我们的心灵

安德烈亚·格林的农场上，动物们习惯于被抚摸，或是有孩子用小碗递给它们一个苹果。但这一切都需要非常小心谨慎地进行。动物们不喜欢突然的动作。牛是非常敏感和具备社交性的生物。它们的特别之处在于它们平静和善良的本性。它们非常适合有身体限制的孩子。在牵引牛时的缓慢动作可以帮助孩子们将自己缺乏的协调性转化为一种节奏。在反刍时，牛非常欢迎人们来抚摸和亲近它们。牛的平衡性可以安抚那些焦虑或多动的孩子。

16岁的莉娅，自从滑雪事故后只能缓慢地依靠拐杖行走。为了能与牛宝拉亲近，她愿意调用所有的潜力。因为要到达宝拉所在的地方，不像家里是平坦的地面，她需要迈过碎石路、坑洼和草丛。这样，她就在不同的地面上无意中训练了她的运动能力。安德烈亚·格林小心翼翼地引导莉娅的手触摸宝拉。对这个女孩来说，这意味着克服自己的恐惧，恢复对自己的信任。当苹果被愉快地吃掉时，她的眼睛发光，并表达出："看，我做到了。"

牛——虽然听起来令人难以置信——实际上非常适合拥抱。这是因为牛的天性使然，它们是悠闲的伙伴，动作比人类慢得多。任何曾在牛棚感受过牛的温暖，并闭上眼睛聆听它们在反刍时轻柔的咀嚼声的人，很快就会再次回到这个温暖的怀抱中。

5岁的塔尼娅是一个盲人，且有严重的多重残疾。她患有痉挛性麻痹，手臂和腿部扭曲，整个身体持续紧张。可以看出她饱受痛苦。每天的物理治疗练习对她来说是一种折磨，她越来越多地拒绝接受治疗。这里采用了一种非常特殊的放松疗法。当牛宝拉吃饱后，它会躺在草地上反刍。在这个时间段，它完全放松且安静。安德烈亚·格林利用这个时机，小心地把塔尼娅放在躺着的牛身上。起初，把完全痉挛的孩子放在牛背上是很困难的，需要四只手帮忙，以防塔尼娅滑落。但渐渐地，温暖、气味和反刍动物缓慢起伏的胸腔产生了效果。痉挛得到缓解，手臂和手放松了，她的母亲很高兴地看到她的孩子"像一袋土豆"般躺在宝拉身上。塔尼娅开始笑和欢呼——在接下来的一个小时里，她是一个无痛苦、满足的孩子。观察到这一幕，人们会得出这样的印象：牛宝拉似乎确切知道该做什么。它只是深呼吸，反刍，甚至不会因为眼睛和鼻子上烦人的苍蝇而摇头驱赶。

274

· · ·

您会发现，在农场里有许多不同的体验和感受。嗅觉、触觉、视觉和听觉，仅仅通过触摸就能开启一个新世界。柔软的鸡毛、驴子柔软的嘴巴和它硬而长的触须、绵羊强健却柔软且略带油脂的皮毛、鸡的鳞状爪子以及猪的粗糙皮肤——每一种触感都不同。如果您细心倾听，您会听到猪的吧嗒声、牛很轻的哞哞声和鸡的刨食声。同样，动物的气味、呼吸甚至体温也各不相同——这是一处无与伦比的舒适之地。[3]

08
良好的动物疗愈的前提条件

动物具有疗愈的作用！但请注意，动物辅助治疗并不是
一种独立的治疗形式。动物在各种不同的治疗形式中被作为
协同治疗师使用。这意味着：动物辅助治疗不是一项单独的
措施，而是长期措施的一部分，如作业治疗、物理治疗、语
言治疗或心理治疗。

· · ·

在治疗中，动物有助于增强信任感、安全感，交流和满
足社交需求以及激发动力和合作——这些都是非常重要的因
素。因此，治疗师可以通过动物这一媒介更快地与一个受过
创伤的孩子建立联结，并维持这种联结。这一点很重要，因
为只有在建立了稳定的联结后，才能进行有效的治疗工作。

虽然动物在治疗上的力量令人瞩目，但它们并不是更优
秀的治疗师。它们只是以动物的特质补充了人类的不足。之

所以能帮助我们，是因为它们的动物本性，而不是——正如许多人认为或希望的那样——因为它们是"更好的人"。不同的动物以其各自特有的能力参与治疗——它们的沟通方式，它们的活在当下，它们的合作、信任及关注。治疗过程同样取决于所有参与者的贡献，这意味着，就像其他治疗方法一样，没有对成功的保证。

人们常常将特殊的、几乎是超人的能力归于动物。让我们以辅助教练为例来说明。人们常常认为，动物教练能够即刻感知问题的核心，立即表达它们的看法，因此，来访者能够在极短的时间内获得关于自己生活的决定性的提示。在教练过程中，来访者有时甚至会被建议从四足动物那里学习如何有效领导或正确地沟通。简而言之，能够引导马或驴的人，也能领导人。但这里有一个很小的问题，您见过一位领导者咬员工的屁股或者用踢员工的腿来显示他们的界限吗？我们希望没有！

如果这样理解，动物辅助教练就被误解了。动物并不是教练中精确的榜样，更多是作为一个隐喻和练习对象。例如，在与马或驴的互动中，来访者可以练习使自己的行为更加清晰和从容，因为他们可以直接从动物那里得到行为的反馈。或者，他们可以观察驴或马是如何沟通的，并将这些观察应用到自己的领导行为中。这是一种转换，而不是将动物行为和真实的领导行为等同起来！此外，马或驴也并不是唯一的影响因素，它们的作用是通过其教练支持帮助人们进行自我反思。此外，动物辅助教练中学到的东西需要被有意识地转移到日常生活中。因此，不要相信那些神秘的治愈承诺，而应该启用您的"马感"（英语中指健康的常识）。

动物不会创造奇迹

动物不是魔法疗愈师，许多部分带有神秘色彩的疗愈承诺都是不可信的。我们已经特别提到了海豚辅助治疗，但这其实适用于所有动物。这些承诺常常伴随难以反驳的解释：动物对潜意识产生极深的影响，散发不可见的生命能量，疗愈机制如此复杂，甚至是宇宙级的，以至于我们人类无法理解。我们甚至不应该尝试理解它。这背后隐藏着一种非常人性化的愿望，即希望摆脱负担，特别是治疗师害怕失败的恐惧。治疗师因此非常愿意将治愈的希望寄托在动物身上。不幸的是，这些都是无效的，因为治疗过程中的责任不在动物，而在治疗师和来访者身上。

278

尽管偶尔会发生小奇迹，我们也不应该期望动物能创造奇迹。动物辅助治疗不会使瘫痪的人恢复行走，也不会让哑巴流利地说话。但有可能，一个沉默多年的孩子终于说出了第一个字，或者一个残疾儿童对他周围的环境有了更多的感知，并变得更加自信。

获得疗愈效果的七个关键

第一个关键是不要将动物视为治疗师，而是作为自我反思、激励和沟通的特殊途径。而且，如果来访者真的想从动物辅助治疗中受益，那么，正如我们之前所写到的，关于动物的体验，不能仅仅保持原样，而必须与来访者的生活背景相关联。我们的经验表明，只有通过所掌握的变革理论对所经历的事情进行反思，才会出现持久的变化。只有这样，新的经验才能被整合到日常生活中。在这方面，动物的贡献很少，更多的是需要依靠那些"经过验证"的治疗方法。我们坚信，只有这样，才能充分发挥动物的作用。

279 第二个关键是"第三只眼"，即对来访者和动物发出的微妙信号的洞察力。即使来访者"仅仅"在和动物玩耍，或者在整个治疗时段中只说了"你好"和"再见"，通常也会发生一些重要的事情。来访者在与动物的互动中确切发生的事情并不总是显而易见的，洞见通常并不出现在最显而易见的地方，而常常出现在最不被期待的地方。我们称这些为魔法般的时刻。我们在第一眼能观察到的事情，只有较少部分在动物辅助治疗中起到重要的作用。更有趣和重要的事常常发生在我们猝不及防的时候，这当然通常也在我们常规的觉察范围之内。因此，我们必须训练我们的意识，即我们的"第三只眼"，去细致地察觉最微小的变化。

第三个关键是"能够放手"。倘若治疗师和来访者（通常是无意识地）去竞争动物的喜爱，这将完全适得其反。作为一名动物辅助治疗师，至少在治疗时段中，必须能够让来访者占据主导地位，而这往往是困难的。在督导中，我们经常与那些无法放手的治疗师一起工作。他们无法忍受来访者与他们心爱的动物亲昵和拥抱，或者获得更多的注意。但这正是重点：在适当的时候退后一步，当有必要时再次接触。为此，治疗师需要非常了解自己的动物，理解它的沟通方式，并且当然也需要对自己不断地反思。

第四个关键是自愿性。我们在治疗中努力创造一个环境，让动物们能够尽可能自由地与我们沟通，完全根据它们的喜好跟随我们或者远离我们。我们说：动物可以说"不"。只有知道我们的动物在特定情况下如何反应，我们才能做好准备并且能够识别一个"不"确实是"不"的意思。为此，我们必须仔细观察我们的动物，并清楚地看到它在日常生活中如何表达它的需求。这样，我们在治疗情境中就能更容易地解读它的行为并做出相应的反应。为了确保这一点，我们花费很多时间与我们的动物在一起，而在这段时间里，重要的不仅仅是照顾和训练。相互交流或仅仅是共度时光都能带来收获。如果我们的动物真的说了一次"不"，那么，考验我们创造力的时候就到了，我们要能够在没有动物的情况下进行有意义的干预。

第五个关键是看待动物的视角。为了有效地使用动物协同治疗师，我们不应该仅从人类的角度，而应该从每种动物的角度来看待世界。只有这样，我们才有机会尊重动物的尊严和完整性。[1]根据我们的经验，动物只有作为动物与我们接触时才有疗愈效果。如果让动物学会表演戏法，比如站立、装害羞、翻滚或击掌，那么我们能够实现更多目标吗？从我们的角度来看，完全不能。因为我们的动物可以作为动物个体，作为"你"，与我们互动，而不需要成为技巧表演者、娱乐者，甚至不需要成为人类的治疗师。

第六个关键是动物的福祉。这对我们来说是最重要的。在动物辅助治疗的早期，动物通常被用在那些看似无法治疗的来访者身上。焦点总是放在病人身上，而动物通常只是达成目的的手段，如果它们不能令人满意地实现目标，就会被替换。动物被视为活的药丸或治疗载体，而动物伦理的问题通常根本没有被提出。逐渐地，人们开始认识到，在治疗中，动物应该被看作工作伙伴，而不是可以被剥削的工具。[2]

因此，即使在治疗中有时必须限制动物的自由意志、行动和决策自由，治疗师也应该始终意识到他对动物的责任。例如，狗有时需要躺下，尽管它更愿意到处跑；或者马需要静止站立，尽管它更愿意在草地上奔跑。在动物辅助治疗中，我们总是处于两难的境地，即动物的自由、说"不"的权利与治疗目标之间的矛盾。我们总是尽可能地解决这个伦理问题，以动物的利益为先。例如，我们在清洁时不会将我们的驴子拴住。小狗廷巴在治疗室中不会被拴住或固定住，以便卧床的病人可以抚摸它。我们的动物随时都可以拒绝接触。

在干预过程中，如果出现对动物或来访者可能感觉不舒服的担忧，就必须改变条件，以恢复其福祉。如果这不能实现，而这种情况偶尔会发生，我们就会中断来访者与动物的接触。这通常并不那么糟糕，甚至可以为来访者带来许多新的认识。

第七个关键是动物是具有个体能力的个体。动物不仅仅是工具、方法或媒介，它们是我们四条腿的合作伙伴。就像人类员工一样，动物员工也拥有非常不同的天赋——难怪它们的影响也大相径庭。例如，一只总是活跃的狗，可能会邀请人们陪它玩耍以获得乐趣，但对于一个患有多动症的孩子，这可能会加剧他的症状，而同样的狗却可能将一个抑郁的来访者从倦怠中拉出来。或者，一只莽撞地向经历过创伤的人跑去的狗，可能会产生扰乱的效果，导致受创者退缩。如果动物像羊驼那样友好、含蓄且愉快地不引人注目，需要人们先赢得它的亲近，那么它就非常适合那些寻求接触但曾对人类亲近有过不良经历的人。

还要考虑动物的大小，特别是在与儿童互动时。例如，如果狗太大，孩子们往往会因为害怕而不愿意与它玩耍或拥抱，有时甚至因为恐惧而完全不想接触。然而，对于一些行为偏离轨道的青少年来说，一只体型大且个性鲜明的狗往往正是他们测试自己界限的理想伙伴。

正如动物个体性的多样性一样，它们与人互动的愿望也各不相同。并非所有的动物都寻求与人类的直接接触。有些动物喜欢被抚摸，甚至可以说是喜爱拥抱的小怪物，我们自己家里就有这样一个。不过在这里我们也要仔细观察，因为许多动物乐于被它们的主人抚摸，但对于陌生人的接近则可能感到不适。拥抱也是类似的情况。许多动物喜欢被抚摸，但对于拥抱则可能感到极度不舒服。

并非每一种动物或每一只动物都适合参与治疗工作。动

282

283

物能否、在多大程度上、在哪个领域作为协同治疗师被使用，最终取决于许多因素。

不要使用野生动物

被驯化的动物是人类通过选择性繁殖和挑选从许多野生动物中培养出来的。这些动物已适应人类的生活条件。与它们的野生亲戚相比，它们的大脑明显减小，因此感官能力减弱，这使宠物更容易对所有环境刺激不做出警戒反应。这有助于它们在我们人造的环境中无压力地生活。然而，由于宠物种类的典型行为、需求和社会结构，它们在治疗领域的应用存在巨大差异。例如，仓鼠、豚鼠或侏儒兔被视为儿童的抱抱玩具，但实际上它们完全不喜欢被这样对待。当它们像被猛禽抓住一样反复被提起时，只会给它们带来恐惧和压力。它们只在特定条件下适合饲养和抚摸。它们应主要作为观察动物使用，并且始终需要一个隐蔽处。

有一种小型哺乳动物，它们有着柔软的皮毛，喜欢被人触摸：老鼠。它们非常适合作为游戏动物。它们非常聪明，能够极其良好地适应环境。当它们被抱起 5 次后，大多数老鼠会觉得第 6 次非常棒。它们喜欢被抚摸。生物化学研究已经证明了这一点：与其他游戏动物不同，当老鼠被抚摸时，它们会分泌关系激素催产素。然而，斑点鼠作为协同治疗师却面临困难，它们（不公正地）被认为是不干净和令人恶心的。

不寻常的野生动物故事特别能打动人心，就像我们在一本杂志上读到的这个故事：在鲁根岛上，一只名叫"玛妮卡"的小鹿吸引了日托中心老年人的心。玛妮卡能够出现在这里本身就是一个小奇迹：一只狗攻击了小鹿，咬伤了它的脖子和耳朵。小鹿已经濒临死亡，以至于乌鸦开始啄食它。一些散步的人发现了这只半死不活的动物，并呼叫了佩吉·米奇克。她是鲁根岛上一家日托中心和一家作业治疗诊所的负责人，且嫁给了一名猎人。通常情况下，他们只是照料受伤的动物，然后让它们重返自然。但对于玛妮卡来说，重新被放归野外已经不再可能。由于受到的伤害太重，这只小鹿在野外可能无法生存。自从遭受攻击后，它呼吸困难，走几百米就会气喘吁吁，这样的情况下它很容易再次成为猎物。因此，这只小鹿被允许留下。当玛妮卡足够强壮时，佩吉带她到阿尔滕基兴的日托中心，这样它就成了鲁根岛上的治疗用小鹿。现在，这只小鹿给老年人带来了快乐，并且几乎成为这个机构的固定成员。"大家都立刻爱上了它"，佩吉·米奇克说。最初，玛妮卡还非常害怕，行动踉跄，眼神悲伤。但玛妮卡继续奋斗，发展得和同类一样好。"即使是那些几乎无法感知周围的重度痴呆症患者，看到这只小鹿也会露出微笑"，佩吉感到高兴。居民们慈爱地抚摸着小鹿，喂它吃东西，这只新的"宠物"甚至还可以拴上脖绳跟老人们一起散步，跟随着他们的脚步。[3]

这个感人的故事引发了许多问题：这只小鹿长大后还会喜欢与人类接触吗？它是否更愿意与同类一起成长和生活？

如何才能实现符合其天性的饲养？我们做的事情是仅仅对人类有益，还是也对动物有好处？

通常情况下，离开父母被人类抚养长大的野生动物会觉得任何与人类的身体接触都是不愉快的，而且当陌生人接近时，它们的压力水平会上升。这些对人类产生了错误印象的动物只是忍受着被触摸。这种情况可能会转变为攻击性。人们可能会觉得，这些具有错误印象的动物认为自己是人类，产生这种错误的认知是因为它们被抚养的方式。然而不幸的是，它们像海豚一样在心理上有障碍，因为它们无法过上与同类一起的正常、符合物种特性的生活。

野生动物是以动物为基础的治疗工作中的禁忌，尽管有时会有关于野生动物，如雪鸮、毛丝鼠或其他外来动物物种作为协同治疗师的报道。大多数野生动物和外来动物由于它们的进化，并不适应在人类的照顾下生活。在圈养条件下饲养它们会涉及严重的动物和物种保护问题：通常无法保证它们的天性得到满足，而且它们会承受强烈的压力，因为无法躲避到安全距离，触摸被它们视为威胁。因此，出于任何原因与野生动物进行接触——即使是为了治疗——都应该被严肃拒绝。

早期社会化

即使是家养或农用动物，也只有在它们能够正常成长的情况下才能起到治疗作用。这意味着它们不能在狭小、不友好的环境中成长，也不能缺乏父母和兄弟姐妹的陪伴。因为只有那些"幸福"的动物，能够自由表现它们的自然行为本能，才能给我们带来益处。尤其是那些将动物作为助手使用的治疗师，他们对于动物福祉应有明确的伦理和道德责任。

要实现符合动物特性的使用，重要的是动物从最早的幼年时期就开始习惯与人接触，我们把这称为高度社会化。同样重要的是，它们在人类环境中感到安全，并且早期就熟悉未来的工作场所——尽管还没有与来访者接触。特别是对于有强烈逃避倾向的动物种类，如豚鼠或兔子，尤为重要的是要让它们从小就习惯人类和人类环境，如声音和气味。这是它们未来参与工作的一个不可或缺的条件。

来自动物保护组织的动物？最好不要

许多从事动物辅助型工作的人都是动物爱好者，他们考虑收养来自动物保护组织的动物。这初看起来是一种良好的发展模式，因为有很多的动物无家可归。然而，我们想要指出，由于这些动物不明确的过去和通常不充分的社会化，如果计划日后用它们来进行以动物为支持的工作，收养来自动物保护组织的动物总是一种冒险。动物保护组织中的动物很少将人类视为值得信赖的社交伙伴，它们可能甚至曾被人类虐待，或者只是将人类视为食物的提供者。这些动物不会仅仅因为某个人给了它们一个家就自动与这个人建立密切的关系。此外，来自动物保护组织的动物往往像惊喜包一样，你

287

永远不知道它们会有什么样的个性、行为和需求。我们自己就有一只猫。我们的莉莉来自安达卢西亚，虽然它非常爱贝蒂娜，但雷纳（以及其他男性）却很少有机会抚摸它。它在童年时期可能对男性有着非常糟糕的经历。对我们来说，很难预测它是否适合从事动物辅助型工作，以及它是否真的愿意成为我们的工作伙伴。对于雷纳这样的治疗师和男性来访者来说，现在就已经存在合理的怀疑。如果不行，那它可以简单地只做一只家猫。

当然，动物保护组织中的动物里也有绝对的宝藏，尤其是在进行生活史工作时，可以与它们特别好地合作。例如，如果一只狗在犬舍里度过了几年，现在参与动物辅助治疗，那么有孤儿院经历的青少年很快就会在自己和动物之间进行比较，因为动物和人的过去相去不远。这样，青少年就会了解到生活可以改变，情况可以好转。

正确的培训

如果您还记得塔尼娅和奶牛宝拉的故事，您就可以想象在塔尼娅能够在宝拉身上放松之前需要做哪些准备工作。或者您会不会随意地躺在任何一头奶牛旁边的草地上？请小心，我们在这里明确警告您：与一头陌生的奶牛亲密接触可能会有不好的结果。所有的动物，无论是奶牛、山羊、鸡、驴还是狗，都必须小心、耐心地为它们作为协同治疗师的工作做好准备。这从选择合适的动物开始，需要建立有针对性的关系，习惯各种环境刺激，并最终建立深厚的相互信任。只有当治疗师和动物彼此真正信任时，我们才能发挥我们的治愈力量。如果治疗师必须牢牢握住狗的绳子，以防它冲撞来访者，或者必须把马的头部绑住以便骑乘，或者来访者只能慢慢地、从前面接近驴子以免被踢，那种奇妙的"治疗师、来访者和动物之间的关系"就不会真正发挥作用，而这种关系是释放治疗力量所必需的。

不仅动物需要接受训练，治疗师也需要。除了他们基本的治疗师职业，他们还需要在动物辅助治疗领域接受进一步的教育。这样的进修课程通常包括 1500 个课时甚至更多。这要求那些从事动物辅助型工作的人有强烈的学习意愿，积累经验，并将这些经验融入日常工作中。最重要的是，要培养他们的"第三只眼"。

与众不同的结束语

亲爱的读者：

我们是帕科、里奥、萨穆和佩佩，是这本书中经常出现
的主角。最后，我们也想亲自对你们说几句。在轻松吃草时，
我们讨论了这本书。在创作过程中，我们仔细聆听了贝蒂娜
和雷纳的谈话，并偶然听到了一些内容。是的，事实确实如
此，我们动物与人类有着悠久的共同历史。人类在内心深处
仍然是动物，尽管许多人并不理解这一点。我们的需求经常
被忽视，有时甚至受到不好的对待。如果人们能细心对待我
们，给我们合适的干草和稻草，偶尔还用刷子为我们按摩，
我们就愿意安抚他们的灵魂，并在那里留下一条永远不会消
散的痕迹。

关于科学我们一无所知，对我们来说那也无关紧要。我
们感受到，我们让人们更加满足，消除他们的恐惧，使他们
的心情变得更好。和我们在一起的人，从不孤单，因为他是
我们群体的一部分，即使这个人有时是个"固执的人"——

是的，人类很少愿意改变。当我们和来访者一起出行，看到莱茵河谷、弗格森山（Vogesen）、鸣叫的鸟儿、阳光透过树叶闪烁的光影时，人们经常说，现在他们又知道了做人意味着什么。奇怪，对吧？我们和美丽的自然帮助人们重新找回自我，再次感受到做人的感觉，让他们感到脚踏实地。

我们这些驴子有时比任何药物都要有效，我们偶尔吃到的药物真的超级难吃。来找我们的人们患有抑郁症、职业倦怠、惊恐症之类的问题。我们不懂这些，因为在草地上吃草并不需要这些。据说这些是人类心理的"单子"：糟糕的童年、压力巨大的工作、破碎的心灵、创伤性的经历、过度活跃的"是的我们可以"（yes we can）心态。在晚上，我们经常凝重地摇头：人们真是有各种各样的问题。

让我们来讲讲安吉拉的故事。她第一次来我们这里时，我们感觉到了她为自己构建的保护壳是用来防御人类的。一切都被她排斥了，自然之美、绿色的草地、美味的树叶、松松的稻草，但这也让她不必再接受世界的苛求。我们感觉不到她身上有生命的迹象。后来的几次，她和其他来自同一家诊所的人一起来我们这里。渐渐地，我们让她重新变得有生命力。她可以和我们亲密接触、说话、散步、倾听我们吃东西的声音。这能使她减轻压力。就这样，她慢慢地恢复了。她的保护壳缓慢但明显地破裂了。我们感觉到，她的外壳被打破对她来说是残酷的。但我们为她打开了通往我们动物世界的门。穿过这道门时，她再次感受到了力量、平静和尊重，这触动了她内心深处。深藏的情感涌了上来。哦，她多少次在我们肩上哭泣。是的，我们会认真倾听，了解那些对未曾实现的梦想的悲伤，对不理智决策的愤怒，以及职场的苦闷。当安吉拉在我们这里时，我们会向她展示如何更新自己，继续发展，以及如何恢复平衡。怎么做？我们也不是很清楚。但我们认为，雷纳和贝蒂娜已经很好地向你们，亲爱的读者们，解释了这一点。

重要的是它具有疗愈作用。我们感觉到安吉拉重新建立了信任，在告别时，她悄悄对我们说："现在我知道事情会重新变得正常。"

"耶！"

一句叮嘱

亲爱的读者：

　　如果您在阅读我们的书后考虑为自己或亲人尝试动物辅助治疗，请务必注意提供治疗者的资质。

　　治疗师必须完成教育或治疗方向的基础培训，这使他们有能力治疗疾病或提供支持性的服务。他们还需要在动物辅助治疗方面拥有广泛的专业知识。目前，只有由欧洲或国际动物辅助治疗协会认证的进修课程为此提供了足够的保证。

　　请注意动物的饲养条件以及专业人员如何与它们互动。我们坚信，动物的积极效果只有在动物与照顾者之间存在持续、密切、积极的伙伴关系的情况下才会出现。治疗的成功同样取决于治疗师、动物以及二者之间的关系。

　　　　　　雷纳·沃尔法斯博士和贝蒂娜·穆茨勒

　　　　　　2020 年 2 月，德国萨斯巴赫瓦尔登

致　谢

　　在乐队中，有些独唱者在舞台前台跳舞并站在聚光灯下。但是，当背景歌手和乐队成员暂时停止演奏时，他们的表演听起来非常单调。书籍项目也是如此。这本书的封面上只有两个名字。然而，背后支持这本书的人却非常多。就像在音乐会上一样，我们想在最后按照出现顺序介绍并感谢这个激动人心的书籍项目中最重要的参与者们。

　　我们的父母总是提醒我们，培养自己的态度是多么重要，令人不安和不舒服的事物总是推动我们去发现全新的事物和看待事物的角度。

　　艾拉、廷巴、莉莉、帕科、佩佩、萨穆和里奥教会了我们耐心，不断地把我们拉回当下，给予我们稳定性。我们从它们那里学到了无穷的知识。

　　特别感谢以下人士。他们代表萨斯巴赫瓦尔登及其周边地区许多亲爱的人们，在困难时期一直支持我们：卡琳·霍夫曼（Karin Hoffmann）、埃瓦尔德·克鲁姆普（Ewald

Klumpp）、索尼娅·舒赫特（Sonja Schuchter）、尤金·奥伯莱（Eugen Oberle）、曼弗雷德·比尔德斯坦（Manfred Bildstein）、克劳斯·德克尔（Klaus Decker）、伯恩哈德·金米格（Bernhard Kimmig）、马库斯·凯沙默（Markus Käshammer）、帕特里夏·齐姆弗（Patricia Zimpfer）、萨博尔奇·萨拉蒙（Szabolcs Salamon）、斯特凡·多尔 (Stefan Doll) 和阿尔弗雷德·本茨（Alfred Benz）。

没有托马斯·施莫尔（Thomas Schmoll），我们的这本书几乎就不会出现。他对好的书籍创意有着极准的直觉。我们自己从未想过我们小小、宁静的世界会引起外面大世界的兴趣。但他说服了我们——也让我们相信，我们是做这件事唯一正确的人选。

来自迈克尔·梅勒代理机构的尼克拉斯·施莫尔（Niclas Schmoll），从一开始就觉得这个想法非常棒，并且安全地引导我们穿过对我们来说复杂难懂的出版丛林。

我们的编辑雅各布·托马斯（Jacob Thomas）一开始就对我们充满热情，他和我们共度危机，并始终以肯定、思想碰撞和激发灵感的态度陪伴着我们，使这本书得以成长和繁荣。他的备注、想法和修正使我们的思想达到了最佳状态。

关于这本书的想法一经公布，我们就收到了许多来自动物辅助治疗领域的朋友们的回应，大多数都是这样的提示："关于动物辅助治疗工作有太多的不实和误解，请不要犯同样的错误。"因此，我们进行了许多采访，获取了大量的信息。我们想在这里感谢我们书中的 4 位主角，他们也代表着所有的支持者：安德烈亚、克里斯蒂娜、萨宾娜和韦迪戈。当然，还有我们的教子塔米奥及其父母比阿特丽斯和冈特。

我们的来访者和所有出现在我们书中的动物爱好者都和我们分享了他们的宝贵经验财富，并帮助我们以新的方式理解很多事情。正如人们各不相同，那些使用虚构名字的主人公们讲述了各种不同的故事，对此我们非常感激。

每年市场上有超过 70000 本新书发布。btb 团队确保我们的书在这片广阔的书海中能够被找到，这真是一项了不起的成就。

一本书如果没有读者，就如同无声的乐章。我们对您也表示感谢。感谢您对我们的书表现出兴趣并阅读至此。感谢您把一部分时间赠予我们，并与我们及我们的动物共度这些时间。我们非常期待在下一本书中再次欢迎您。

重要的信息来源

德国动物辅助干预联合会：http://www.tiergestuetzte.org

欧洲动物辅助治疗协会：http://www.esaat.org

国际动物辅助治疗协会：http://www.aat-isaat.org

动物辅助治疗信息门户：http://www.tiergestuetzte-therapie.de

动物陪伴生活促进会：http://www.tiere-begleiten-leben.de

农场动物推动人类发展促进会：http://www.bauernhoft-iere-bewegen-menschen.de

如果您对治疗、辅导或在我们这里接受培训感兴趣，那么您可以在 Ani.Motion 动物辅助治疗研究所的官方网站上找到所有重要信息：http://www.animotion-institut.de

您可以在以下网址找到关于我们作为作者的更多信息：http://www.wohlfarth-mutschler.de

注释和参考文献

01 开端：一点历史

1   Theobald, D. L. (2010): A formal test of the theory of universal common ancestry. Nature, 465(7295), 219–222.

2   Shipman, P. (2011): The animal connection: a new perspective on what makes us human. New York: WW Norton & Company.

3   Tilley, L. & Oxenham, M. (2011): Survival against the odds: Modeling the social implications of care provision to seriously disabled individuals. International Journal of Paleopathology, 1(1), 35–42.

4   Precht, R. D. (2016): Tiere denken. München: Goldmann.

5   Bradshaw, J. (2017): The animals among us: the new science of anthrozoology. London: Penguin UK.

6   Janssens, L., Giemsch, L., Schmitz, R., Street, M., Van Dongen, S. & Crombé, P. (2018): A new look at an old dog: Bonn-Oberkassel reconsidered. Journal of Archaeological Science, 92, 126–138.

7   Serpell, J. A. (2006): Animal-assisted interventions in historical perspective. In: Fine, A. H. (Ed.), Handbook on animal-assisted therapy: Theoretical foundations and guidelines for practice. New York: Academic Press.

8   http://time.com/3491397/animals-make-a-hospital-happy-classic-photos-of-critters-helping-kids/.

02 四足的成长助力者

1   Gebhard, U. (2001): Kind und Natur. Die Bedeutung der Natur für die psychische Entwicklung, Westdeutscher Verlag, Opladen.

2   https://www.wissenschaft.de/umwelt-natur/warum-kinder-tiere-so-lie-
    ben-schon-mit-sechs-monaten-unterscheiden-sie-lebende-wesen-von-
    toten-gegenstaenden/.

3   LoBue, V. & DeLoache, J. S. (2008): Detecting the snake in the grass: Atten-
    tion to fear-relevant stimuli by adults and young children. Psychological
    Science, 19(3), 284–289.

4   Weber, A. (2012): »Mehr Matsch«: Kinder brauchen Natur. Berlin: Ullstein.

5   Pascalis, O. & Kelly, D.J. (2009): The origins of face processing in humans: Phy-
    logeny and ontogeny. Perspectives on Psychological Science, 4(2), 200–209.

6   Bergler, R. (2009): Heimtiere: Gesundheit und Lebensqualität. Schriften-
    reihe Psychologie der Mensch-Tier-Beziehung (Band 5). Regensburg: Ro-
    derer.

7   Cassels, M. T., White, N., Gee, N. & Hughes, C. (2017): One of the family?
    Measuring young adolescents' relationships with pets and siblings. Journal
    of Applied Developmental Psychology, 49, 12–20.

8   Zilcha-Mano, S., Mikulincer, M. & Shaver, P. R. (2011): Pet in the therapy
    room: An attachment perspective on animal-assisted therapy. Attachment
    & human development, 13(6), 541–561.

9   Adolph, H. & Euler, H. A. (1994): Warum Mädchen und Frauen reiten – eine
    empirische Untersuchung. Psychomotorik in Forschung und Praxis, Band
    19. Kassel: Gesamthochschul-Bibliothek.

10 Kerns, K. A., Koehn, A. J., van Dulmen, M. H., Stuart-Parrigon, K. L. & Coif-
    man, K. G. (2017): Preadolescents' relationships with pet dogs: Relationship
    continuity and associations with adjustment. Applied Developmental Sci-
    ence, 21(1), 67–80.

11 Schneekloth, U. & Leven, I. (2007): Die Gleichaltrigen: Gemeinsame und
    getrennte Welten. In: World Vision Deutschland e. V. (Hrsg.): Kinder in
    Deutschland 2007 (S. 143–164). Frankfurt a. M.: Fischer Taschenbuch Verlag.

12 Anderson, P. E. (2008): Powerful bond between people and pets. Westport:
    Praeger.

13 Poresky, R. H. (1996): Companion animals and other factors affecting
    young children's development. Anthrozoös, 9(4), 159–168.

14 Rose, L. (2012): Hat die Tierliebe ein Geschlecht? Bestandsaufnahme zur
    Genderforschung in der Mensch-Tier-Beziehung. In: Buchner-Fuhs, J. &
    Rose, L. (Eds.). (2012): Tierische Sozialarbeit: Ein Lesebuch für die Profes-
    sion zum Leben und Arbeiten mit Tieren (S. 285–307). Heidelberg: Sprin-
    ger-Verlag.

15 Bergler, R. (2009): Heimtiere: Gesundheit und Lebensqualität. Schriften-
    reihe Psychologie der Mensch-Tier-Beziehung (Band 5). Regensburg: Ro-
    derer.

16 Hoff T. & Bergler, R. (2006): Heimtiere und Kinder in der elterlichen Schei-

dungskrise. Regensburg: Roderer.

17 Renz-Polster, H & Hüther, G. (2019): Wie Kinder heute wachsen: Natur als Entwicklungsraum. Weinheim: Beltz.

18 Greiffenhagen, S. & Buck-Werner, O. (2012): Tiere als Therapie. Neue Wege in Erziehung und Heilung. Nerdlen: Kynos Verlag.

19 Vanek-Gullner, A. (2011): Hund und Kind – was wirkt? Von der Theorie in die Praxis. In Strunz, I. (Hrsg.): Pädagogik mit Tieren. Praxisfelder der tiergestützten Pädagogik (S. 188–207). Baltmannsweiler: Schneider Verlag Hohengehren.

20 Stetina, B. U., Turner, K., Burger, E., Glenk, L. M., McElheney, J. C., Handlos, U. & Kothgassner, O. D. (2011): Learning emotion recognition from canines? Two for the road. Journal of Veterinary Behavior: Clinical Applications and Research, 6(2), 108–114.

21 Poresky, R. H. & Hendrix, C. (1990): Differential effects of pet presence and pet-bonding on young children. Psychological Reports, 67(1), 51–54.

22 Bergler, R. (2009): Heimtiere: Gesundheit und Lebensqualität. Schriftenreihe Psychologie der Mensch-Tier-Beziehung (Band 5). Regensburg: Roderer-Verlag.

23 Paul, E. & Serpell, J. (1996): Obtaining a new pet dog: Effects on middle child-hood children and their families. Applied Animal Behaviour Science, 47 (1–2), 17–29.

24 Greiffenhagen, S. & Buck-Werner, O. (2012): Tiere als Therapie. Neue Wege in Erziehung und Heilung (3. Auflage). Nerdlen: Kynos Verlag.

25 Endenburg, N. (2003): Der Einfluß von Tieren auf die Frühentwicklung von Kindern als Voraussetzung für tiergestützte Psychotherapie. In Olbrich, E. & Otterstedt, C. (Hrsg.): Menschen brauchen Tiere. Grundlagen und Praxis der tiergestützten Pädagogik und Therapie (S. 121–130). Stuttgart: Kosmos.

26 Hoff, T. & Bergler, R. (2006): Heimtiere und schulisches Leistungs- und Sozialverhalten. Regensburg: Roderer.

27 Renz-Polster, H. & Hüther, G. (2013): Wie Kinder heute wachsen. Weinheim: Beltz Verlag.

28 Purewal, R., Christley, R., Kordas, K., Joinson, C., Meints, K., Gee, N. & Westgarth, C. (2017): Companion animals and child/adolescent development: a systematic review of the evidence. International journal of environmental research and public health, 14(3), 234.

29 Kerns, K. A., Stuart-Parrigon, K. L., Coifman, K. G., van Dulmen, M. H. & Koehn, A. (2018): Pet dogs: Does their presence influence preadolescents' emotional responses to a social stressor?. Social Development, 27(1), 34–44.

30 Hoff, T. & Bergler, R. (2006): Heimtiere und schulisches Leistungs- und Sozialverhalten. Regensburg: Roderer.

31 Wilson, E. O. (1984): Biophilia. Cambridge (MA): Harvard University Press.

32 Schlack, R., Kurth, B. M., Hölling, H. (2008): Die Gesundheit von Kindern und Jugendlichen in Deutschland – Daten aus dem bundesweit repräsentativen Kinder- und Jugendgesundheitssurvey (KiGGS). Umweltmedizinische Forschung und Praxis, 13 (4), 245–260.

33 Louv, R. (2008): Last child in the woods: Saving our children from nature-deficit disorder. New York: Workman Publishing Company.

34 Hesselmar, B., Aberg, N., Aberg, B., Eriksson, B. & Björkstén, B. (1999): Does early exposure to cat or dog protect against later allergy development?. Clinical and experimental allergy: Journal of the British Society for Allergy and Clinical Immunology, 29(5), 611–617.

03 与动物一起生活更健康

1   Powell, L., Chia, D., McGreevy, P., Podberscek, A. L., Edwards, K. M., Neilly, B. & Stamatakis, E. (2018): Expectations for dog ownership: Perceived physical, mental and psychosocial health consequences among prospective adopters. PloS one, 13(7), e0200276.

2   Friedmann, E., Katcher, A. H., Lynch, J. J. & Thomas, S. A. (1980): Animal companions and one-year survival of patients after discharge from a coronary care unit. Public health reports, 95(4), 307–312.

3   Friedmann, E. & Thomas, S. A. (1995). Pet ownership, social support, and one-year survival after acute myocardial infarction in the Cardiac Arrhythmia Suppression Trial (CAST). The American journal of cardiology, 76(17), 1213–1217.

4   Qureshi, A. I., Memon, M. Z., Vazquez, G. & Suri, M. F. K. (2009): Cat ownership and the risk of fatal cardiovascular diseases. Results from the second national health and nutrition examination study mortality follow-up study. Journal of Vascular Intervention and Neurology, 2, 132–135.

5   Wu, Y. T., Luben, R. & Jones, A. (2017): Dog ownership supports the maintenance of physical activity during poor weather in older English adults: cross-sectional results from the EPIC Norfolk cohort. J Epidemiol Community Health, 71(9), 905–911.

6   Christian, H. E., Westgarth, C., Bauman, A., Richards, E. A., Rhodes, R. E., Evenson, K. R. & Thorpe Jr, R. J. (2013): Dog ownership and physical activity: a review of the evidence. Journal of Physical Activity and Health, 10(5), 750–759.

7   Patnode, C. D. Lytle, L. A., Erickson, D. J., Sirard, J. R., Barr-Anderson, D. J. & Story, M. (2011): Physical activity and sedentary activity patterns among children and adolescents: a latent class analysis approach. Journal of Physical Activity and Health, 8(4), 457–467.

8   Coleman, K. J., Rosenberg, D. E., Conway, T. L., Sallis, J. F., Saelens, B. E.,

Frank, L.D. & Cain, K. (2008): Physical activity, weight status, and neighborhood characteristics of dog walkers. Preventive medicine, 47(3), 309–312.

9   Timperio, A., Salmon, J., Chu, B. & Andrianopoulos, N. (2008): Is dog ownership or dog walking associated with weight status in children and their parents?. Health Promotion Journal of Australia, 19(1), 60–63.

10 Wolf-Maier K., Cooper R. S., Banegas J. R. et al. (2003): Hypertension Prevalence and Blood Pressure Levels in 6 European Countries, Canada and the United States. Journal of the American Medical Association 289(18), 2363–2369.

11 Allen, K., Blascovich, J., Mendes, W. B. (2002): Cardiovascular reactivity and the presence of pets, friends, and spouses: the truth about cats and dogs. Psychosomatic Medicine, 64(5), 727–739.

12 Allen, K. (2003): Are pets a healthy pleasure? The influence of pets on blood pressure. Current Directions in Psychological Science, 12(6), 236–239.

13 Allen, K. (2001): Dog ownership and control of borderline hypertension: A controlled randomized trial. 22nd Annual Scientific Sessions of the Society of Behavioral Medicine, 24.

14 Allen, K., Blascovich, J., Tomaka, J., Kelsey, R. M. (1991): Presence of human friends and pet dogs as moderators of autonomic responses to stress in women. Journal of Personality and Social Psychology, 61(4), 582.

15 Zilcha-Mano, S., Mikulincer, M., Shaver, P. R. (2012): Pets as safe havens and secure bases: The moderating role of pet attachment orientations. Journal of Research in Personality, 46(5), 571–580.

16 Kahn Jr., P. H. & Kellert, S. R. (Eds.) (2002): Children and nature: Psychological, sociocultural, and evolutionary investigations. Cambridge: MIT Press.

17 Sugawara, A., Masud, M. M., Yokoyama, A., Mizutani, W., Watanuki, S., Yanai, K., Tashiro, M. (2012): Effects of presence of a familiar pet dog on regional cerebral activity in healthy volunteers: A positron emission tomography study. Anthrozoös, 25(1), 25–34.

18 http://www.anothermag.com/design-living/2695/hitchcocks-sealyham-terriers.

19 Uvnäs-Moberg, K. (2016): Oxytocin, das Hormon der Nähe. Berlin, Heidelberg: Springer Spektrum.

20 Milberger, S. M., Davis, R. M., & Holm, A. L. (2009): Pet owners' attitudes and behaviours related to smoking and second-hand smoke: a pilot study. Tobacco Control, 18(2), 156–158.

21 Ulrich, R. S. (1984): View through a window may influence recovery from surgery. Science, 224(4647), 420–421.

22 Li, Q., Kobayashi, M. & Kawada, T. (2008): Relationships between percentage of forest coverage and standardized mortality ratios (SMR) of cancers

in all prefectures in Japan. Open Pub Health J, 1, 1–7.

23 Kahn Jr., P. H. (1997): Developmental psychology and the biophilia hypothesis: children's affiliation with nature. Developmental Review 17(1) (1997), 1–61.

24 https://mooshme.com/famous-people-emotional-support-animals/.

25 Muldoon, A. L., Kuhns, L. M., Supple, J., Jacobson, K. C. & Garofalo, R. (2017): A web-based study of dog ownership and depression among people living with HIV. JMIR mental health, 4(4), e53.

26 Templin, J. C., Hediger, K., Wagner, C. & Lang, U. E. (2018): Relationship between patient satisfaction and the presence of cats in psychiatric wards. Journal of Alternative and Complementary Medicine, 24(12), 1219–1220.

27 http://www.maz-online.de/Nachrichten/Kultur/Mein-Pferd-ist-mein-Therapeut.

28 Davis, D. L., Maurstad, A. & Dean, S. (2015): My horse is my therapist: The medicalization of pleasure among women equestrians. Medical Anthropology Quarterly, 29(3), 298–315.

29 https://www.mein-pferd.de/heft/das-pferd-als-bester-therapeut/.

30 Olbrich, E. & Otterstedt, C. (Hg.). (2003): Menschen brauchen Tiere – Grundlagen und Praxis der tiergestützten Pädagogik und Therapie. Kosmos: Stuttgart.

31 De Smet, S. (1992): Die Bedeutung von Haustieren für das seelischer Erleben von älteren Menschen. Mit Tieren leben im Alten- und Pflegeheim. München, Basel: Reinhardt.

32 https://www.helpucover.co.uk/news/HUCPR--588.html.

33 Freestone, P., with Evans, D. (2000): Freddie Mercury: An Intimate Memoir by the Man Who Knew Him Best. London: Omnibus Press.

34 https://theharrispoll.com/americans-have-always-had-interesting-relationships-with-their-pets-whether-that-pet-is-a-cat-dog-parakeet-or-something-else-the-pet-industry-is-thriving-and-for-good-reason-more-than-three-in-f/.

35 The AP-Petside.com Poll, GfK Roper Study 2009, online verfügbar unter: http://surveys.ap.org/data%5CGfK%5CAP-GfK%20Petside%20Topline%20final%20060309%20Q4%20added.pdf.

36 Beck, A. M. & Katcher, A. H. (1996): Between pets and people: The importance of animal companionship. Purdue University Press.

37 Barker, S. B. & Barker, R. T. (1988): The human-canine bond: Closer than family ties?. Journal of Mental Health Counseling, 10, 46–56.

38 Stoeckel, L. E., Palley, L. S., Gollub, R. L., Niemi, S. M. & Evins, A. E. (2014): Patterns of brain activation when mothers view their own child and dog: An fMRI study. PLoS One, 9(10), e107205.

39 http://surveys.ap.org/data%5CGfK%5CAP-GfK%20Petside%20Top-

line%20final%20060309%20Q4%20added.pdf.

40 Anderson, P. E. (2008): Powerful bond between people and pets. Westport: Praeger.

41 McConnell, A. R., Paige Lloyd, E. & Humphrey, B. T. (2019): We Are Family: Viewing Pets as Family Members Improves Wellbeing. Anthrozoös, 32(4), 459–470.

42 https://edition.cnn.com/style/article/neville-jacobs-worlds-most-fashionable-dog/index.html.

43 https://www.thedodo.com/mickey-rourkes-dog-saved-him-from-committing-suicide-1436849168.html.

44 https://www.thesun.co.uk/archives/news/808265/george-clooney-is-every-womans-dream-but-he-slept-with-a-pig/.

45 Castelli, P., Hart, L. A. & Zasloff, R. L. (2001): Companion cats and the social support systems of men with AIDS. Psychological Reports, 89(1), 177–187.

46 Lowe, S. R., Rhodes, J. E., Zwiebach, L. & Chan, C. S. (2009): The impact of pet loss on the perceived social support and psychological distress of hurricane survivors. Journal of Traumatic Stress: Official Publication of The International Society for Traumatic Stress Studies, 22(3), 244–247.

47 Horáková, D. (2015): 101 Top Dogs - Von verkannten Hunden bekannter Menschen und umgekehrt. Nerdlen: Kynos.

48 Custance, D. & Mayer, J. (2012): Empathic-like responding by domestic dogs (Canis familiaris) to distress in humans: an exploratory study. Animal cognition, 15(5), 851–859.

49 Sanford, E. M., Burt, E. R. & Meyers-Manor, J. E. (2018): Timmy's in the well: Empathy and.

50 http://harris-interactive.de/opinion_polls/pressemitteilung-einsamkeit-wachst-in-deutschland/.

51 Rützel, A. (2018): Lieber allein als gar keine Freunde. Frankfurt: Fischer Taschenbuch.

52 Wood, L. J., Giles-Corti, B., Bulsara, M. K. & Bosch, D. A. (2007): More than a furry companion: The ripple effect of companion animals on neighborhood interactions and sense of community. Society & Animals, 15(1), 43–56.

53 Hajek, A. & König, H. H. (2019): How do cat owners, dog owners and individuals without pets differ in terms of psychosocial outcomes among individuals in old age without a partner?. Aging & Mental Health, 1–7.

54 Stanley, I. H., Conwell, Y., Bowen, C. & Van Orden, K. A. (2014): Pet ownership may attenuate loneliness among older adult primary care patients who live alone. Aging & Mental Health, 18(3), 394–399.

55 Gilbey, A., McNicholas, J. & Collis, G. M. (2007): A longitudinal test of the belief that companion animal ownership can help reduce loneliness. Anthrozoös, 20, 345–353.

56 Gilbey, A. & Tani, K. (2015): Companion animals and loneliness: A systematic review of quantitative studies. Anthrozoös, 28(2), 181–197.

57 Duvall Antonacopoulos, N. M. & Pychyl, T. A. (2010): An examination of the potential role of pet ownership, human social support and pet attachment in the psychological health of individuals living alone. Anthrozoös, 23(1), 37–54.

58 Nesse, R. M. & Williams, G. C. (1997): Why we get sick: The New Science of Darwinian Medicine. New York: Vintage Books.

59 Lockwood, R. (1983): The influence of animals on social perception. In: A. H. Katcher und A. M. Beck (eds.): New perspectives on our lives with companion animals. Philadelphia: University of Pennsylvania Press, 64 ff.

60 Gray, P. B., Volsche, S. L., Garcia, J. R. & Fisher, H. E. (2015): The roles of pet dogs and cats in human courtship and dating. Anthrozoös, 28(4), 673–683.

61 Friedmann, E. & Lockwood, R. (1991): Validation and use of the animal thematic apperception test (ATAT). Anthrozoös, 4(3), 174–183.

62 Globisch, J., Hamm, A. O., Esteves, F. & Öhman, A. (1999): Fear appears fast: Temporal course of startle reflex potentiation in animal fearful subjects. Psychophysiology, 36(1), 66–75.

63 https://www.elitesingles.co.uk/em/from-single-to-couple/pets-and-dating.

64 https://www.welt.de/welt_print/lifestyle/article7045852/Der-will-doch-bloss-lieben.html.

65 McNicholas, J. & Collis, G. M. (2000): Dogs as catalysts for social interactions: Robustness of the effect. British Journal of Psychology, 91(1), 61–70.

66 Friedmann, E., Katcher, A., Thomas, S. A., Lynch, J. J. & Messent, P. R. (1983): Social interaction and blood pressure: influence of animal companions. The Journal of Nervous and Mental Disease, 171, 461–465.

67 Eddy, J., Hart, L. A. & Boltz, R. P. (1988): The effects of service dogs on social acknowledgments of people in wheelchairs. The Journal of Psychology, 122(1), 39–45.

68 McNicholas, J. & Collis, G. M. (2000): Dogs as catalysts for social interactions: Robustness of the effect. British Journal of Psychology, 91(1), 61–70.

69 Guéguen, N., & Ciccotti, S. (2008): Domestic dogs as facilitators in social interaction: An evaluation of helping and courtship behaviors. Anthrozoös, 21(4), 339–349.

70 Gazzano, A., Zilocchi, M., Massoni, E. & Mariti, C. (2013): Dogs' features strongly affect people's feelings and behavior toward them. Journal of Veterinary Behavior: Clinical Applications and Research, 8(4), 213–220.

71 Tifferet, S., Kruger, D. J., Bar-Lev, O., & Zeller, S. (2013): Dog ownership increases attractiveness and attenuates perceptions of short-term mating strategy in cad-like men. Journal of Evolutionary Psychology, 11(3), 121–129.

72 Uvnäs-Moberg, K. (2003): The oxytocin factor: Tapping the hormone of

calm, love, and healing. Boston: Da Capo Press.

73 Raina, P., Waltner-Toews, D., Bonnett, B., Woodward, C. & Abernathy, T. (1999): Influence of companion animals on the physical and psychological health of older people: An analysis of a one-year longitudinal study. Journal of the American Geriatrics Society, 47(3), 323–329.

74 Headey, B. & Grabka, M. (2011): Health correlates of pet ownership from national surveys. In: P. McCardle, S. McCune, J. A. Griffin & Maholmes, V. (Eds.). How animals affect us: Examining the influence of human-animal interaction on child development and human health (pp. 153–162). Washington, DC: American Psychological Association.

75 Bennett, P. C., Trigg, J. L., Godber, T. & Brown, C. (2015): An experience sampling approach to investigating associations between pet presence and indicators of psychological wellbeing and mood in older Australians. Anthrozoös, 28(3), 403–420.

76 http://www.cardiff.ac.uk/infos/resource/dissertations/koch.pdf.

77 Rijken, M. & van Beek, S. (2011): About cats and dogs … Reconsidering the relationship between pet ownership and health related outcomes in community-dwelling elderly. Social Indicators Research, 102(3), 373–388.

78 Parker, G. B., Gayed, A., Owen, C. A., Hyett, M. P., Hilton, T. M. & Heruc, G. A. (2010): Survival following an acute coronary syndrome: a pet theory put to the test. Acta Psychiatrica Scandinavica, 121(1), 65–70.

79 Garcia, D. O., Lander, E. M., Wertheim, B. C., Manson, J. E., Volpe, S. L., Chlebowski, R. T. & Thomson, C. A. (2016): Pet ownership and cancer risk in the women's health initiative. Cancer Epidemiology and Prevention Biomarkers, 25(9), 1311–1316.

80 Pruchno, R., Heid, A. R., & Wilson-Genderson, M. (2018): Successful Aging, Social Support, and Ownership of a Companion Animal. Anthrozoös, 31(1), 23–39.

81 Bradshaw, J. (2013): Cat sense: The feline enigma revealed. New York: Basic Books.

82 Pikhartova, J., Bowling, A., & Victor, C. (2014): Does owning a pet protect older people against loneliness?. BMC geriatrics, 14(1), 106.

83 Kidd, A. H., Kelley, H. T. & Kidd, R. M. (1983): Personality characteristics of horse, turtle, snake, and bird owners. Psychological Reports, 52(3), 719–729.

84 https://www.zeit.de/2018/03/jupp-heynckes-fc-bayern-muenchen-fussball-trainer-strategie/.

85 Davis, D. L., Maurstad, A. & Dean, S. (2015): My horse is my therapist: The medicalization of pleasure among women equestrians. Medical Anthropology Quarterly, 29(3), 298–315.

86 Wechsung, S. (2008): Mensch und Hund. Beziehungsqualität und Beziehungsverhalten. Regensburg: Roderer.

87 Konok, V., Kosztolányi, A., Wohlfarth, R., Mutschler, B., Halsband, U. & Miklósi, Á. (2015): Influence of owners' attachment style and personality on their dogs' (Canis familiaris) separation-related disorder. PLoS One, 10(2), e0118375.

88 Schöberl I., Wedl M., Beetz A., Kotrschal K., (2017): Psychobiological Factors Affecting Cortisol Variability in Human-Dog Dyads. PLoS ONE 12(2): e0170707. doi:10.1371/journal.pone.0170707.

89 https://www.johnnytimes.com/jack-kerouac-cat/.

90 Spitznagel, M. B., Jacobson, D. M., Cox, M. D. & Carlson, M. D. (2017): Caregiver burden in owners of a sick companion animal: A cross-sectional observational study. Veterinary Record (181), 321.

04 犬类作为生活助手

1 Berentzen, D. (2016): Blindenführhunde. Kulturgeschichte einer Partnerschaft. Berlin: Ripperger & Kremers.

2 Carlisle, G. K., Johnson, R. A., Mazurek, M., Bibbo, J. L., Tocco, F. & Cameron, G. T. (2018): Companion animals in families of children with autism spectrum disorder: Lessons learned from caregivers. Journal of Family Social Work, 21(4–5), 294–312.

3 Burrows, K. E., Adams, C. L. & Millman, S. T. (2008): Factors affecting behavior and welfare of service dogs for children with autism spectrum disorder. Journal of Applied Animal Welfare Science, 11(1), 42–62.

4 Bremhorst, A., Mongillo, P., Howell, T. & Marinelli, L. (2018): Spotlight on assistance dogs – legislation, welfare and research. Animals, 8(8), 129.

5 Davis, B. W., et al. (2004): Assistance dog placement in the pediatric population: Benefits, risks, and recommendations for future application. Anthrozoös, 17(2), 130–145.

6 Howell, T., Bennett,P.. Shiell,A. (2016): Reviewing Assistance Animal Effectiveness: Literature review, provider survey, assistance animal owner interviews, health economics analysis and recommendations. Online Ressource: https://www.ndis.gov.au/media/858/download.

05 动物和治疗

1 Etzold, S. (2006): Sigmund Freud: Der Hund heilt mit. Online Ressource: https://www.zeit.de/2006/09/F-Hund.

2 Levinson, B. M. (1962): The dog as a »co-therapist«. Mental Hygiene (46), 59–65.

3 Levinson, B. M. (1969): Pet-oriented child psychotherapy. Springfield: Charles C. Thomas Publisher.

4   Corson, S. A., Corson, E. O., Gwynne, P. H. & Arnold, L. E. (1975): Pet-facilitated psychotherapy in a hospital setting. Current Psychiatric Therapies (15), 277.

5   Corson S. A. & Corson, E. (1978): Pets as Mediators of Therapy. In: Maserman, J. H. (ed.): Institutions and the Aged. Current Psychiatric Therapies (pp. 1031–1038). New York: Grune and Stratton.

6   https://news.nationalgeographic.com/news/2014/05/140520-dogs-war-canines-soldiers-military-healing-yorkshire-terrier-smoky/.

7   Geiger, Th. (1931): Das Tier als geselliges Subjekt: Forschungen zur Völkerpsychologie und Soziologie (10), 283–307.

8   Schneider, M. S., & Harley, L. P. (2006): How dogs influence the evaluation of psychotherapists. Anthrozoös, 19(2), 128–142.

9   https://www.faz.net/aktuell/wissen/geist-soziales/flow-erlebnis-kurz-mal-urlaub-vom-ich-15420497-p3.html.

10 Schramm, E., Hediger, K. & Lang, U. E. (2015): From animal behavior to human health: An animal-assisted mindfulness intervention for recurrent depression. Zeitschrift für Psychologie, 23(3), 192–200.

11 Lehmann, I. (2008): Motivation. München: dtv Verlag2.

12 http://www.badische-zeitung.de/freiburg/uniklinik-setzt-schafe-bei-der-therapie-von-depressionen-ein--61059093.html.

13 Barker, S. B., Barker, R. T., McCain, N. L., & Schubert, C. M. (2016): A randomized cross-over exploratory study of the effect of visiting therapy dogs on college student stress before final exams. Anthrozoös, 29(1), 35–46.

14 Hoffmann, A. O., Lee, A. H., Wertenauer, F., Ricken, R., Jansen, J. J., Gallinat, J. & Lang, U. E. (2009): Dog-assisted intervention significantly reduces anxiety in hospitalized patients with major depression. European Journal of Integrative Medicine, 1(3), 145–148.

15 http://www.heidlmair.at/downloads/Fachtagung_Leoben2016/Lebensraum%20Heidlm%202016%20Kotrschal.pptx.

16 Polheber, J. P. & Matchock, R. L. (2014): The presence of a dog attenuates cortisol and heart rate in the Trier Social Stress Test compared to human friends. Journal of Behavioral Medicine, 37(5), 860–867.

17 Kertes, D. A., Liu, J., Hall, N. J., Hadad, N. A., Wynne, C. D. & Bhatt, S. S. (2017): Effect of pet dogs on children's perceived stress and cortisol stress response. Social Development, 26(2), 382–401.

18 Crossman, M. K., Kazdin, A. E., Matijczak, A., Kitt, E. R. & Santos, L. R. (2018): The influence of interactions with dogs on affect, anxiety, and arousal in children. Journal of Clinical Child & Adolescent Psychology, 1–14.

19 Beetz, A., Julius, H., Turner, D. & Kotrschal, K. (2012): Effects of social support by a dog on stress modulation in male children with insecure attachment. Frontiers in Psychology, 3, 352.

20 Wesley, M. C., Minatrea, N. B. & Watson, J. C. (2009): Animal-assisted therapy in the treatment of substance dependence. Anthrozoös, 22(2), 137–148.

21 Röttger, K., Wohlfarth, R., Mutschler, B., Beetz, A., Kreuser, F. & Korsten-Reck, U. (2016): Fit mit Hund. Adipositas-Ursachen, Folgeerkrankungen, Therapie, 10(02), 71–78.

22 Wohlfarth, R., Mutschler, B., Beetz, A., Kreuser, F. & Korsten-Reck, U. (2013): Dogs motivate obese children for physical activity: key elements of a motivational theory of animal-assisted interventions. Frontiers in Psychology, 4, 796.

23 Stetina, B. U., Handlos, U., Turner, K., Burger, E. & Glenk, L. (2010): »Der Nikolaus ist heute besonders lustig«. Gefühlsausdruck bei Mensch und Tier: Emotionserkennung von Hunden lernen? Tiergestützte, 2, 23–29.

24 Souter, M. A. & Miller, M. D. (2007): Do animal-assisted activities effectively treat depression? A meta-analysis. Anthrozoös, 20(2), 167–180.

25 Berget, B., Ekeberg, Ø., Pedersen, I. & Braastad, B. O. (2011): Animal-assisted therapy with farm animals for persons with psychiatric disorders: Effects on anxiety and depression, a randomized controlled trial. Occupational Therapy in Mental Health, 27(1), 50–64.

26 Kawamura, N., Niiyama, M. & Niiyama, H. (2007): Long-term evaluation of animal-assisted therapy for institutionalized elderly people: a preliminary result. Psychogeriatrics, 7(1), 8–13.

27 Yakimicki, M. L., Edwards, N. E., Richards, E. & Beck, A. M. (2019): Animal-assisted intervention and dementia: a systematic review. Clinical Nursing Research, 28(1), 9–29.

28 Schuck, S. E., Emmerson, N. A., Fine, A. H. & Lakes, K. D. (2015): Canine-assisted therapy for children with ADHD: preliminary findings from the positive assertive cooperative kids study. Journal of Attention Disorders, 19(2), 125–137.

29 Jang, B., Song, J., Kim, J., Kim, S., Lee, J., Shin, H. Y. & Joung, Y. S. (2015): Equine-assisted activities and therapy for treating children with attention-deficit/hyperactivity disorder. Journal of Alternative and Complementary Medicine, 21(9), 546–553.

30 Oh, Y., Joung, Y. S., Jang, B., Yoo, J. H., Song, J., Kim, J. & Kwon, J. Y. (2018): Efficacy of Hippotherapy Versus Pharmacotherapy in Attention-Deficit/Hyperactivity Disorder: A Randomized Clinical Trial. Journal of Alternative and Complementary Medicine, 24(5), 463–471.

31 Busch, C., Tucha, L., Talarovicova, A., Fuermaier, A. B., Lewis-Evans, B. & Tucha, O. (2016): Animal-assisted interventions for children with attention deficit/hyperactivity disorder: A theoretical review and consideration of future research directions. Psychological Reports, 118(1), 292–331.

32 Davis, T. N., Scalzo, R., Butler, E., Stauffer, M., Farah, Y. N., Perez, S. & Co-
    viello, L. (2015): Animal assisted interventions for children with autism
    spectrum disorder: A systematic review. Education and Training in Autism
    and Developmental Disabilities, 316–329.

33 O'Haire, M. E. (2017): Research on animal-assisted intervention and autism
    spectrum disorder, 2012–2015. Applied Developmental Science, 21(3),
    200–216.

34 Tan, V. X. L. & Simmonds, J. G. (2018): Equine-Assisted Interventions for
    Psychosocial Functioning in Children and Adolescents with Autism Spec-
    trum Disorder: A Literature Review. Review Journal of Autism and Deve-
    lopmental Disorders, 1–13.

35 O'Haire, M. E., Guérin, N. A. & Kirkham, A. C. (2015): Animal-assisted inter-
    vention for trauma: A systematic literature review. Frontiers in Psychology,
    6, 1121.

06   救命的海豚？

1   https://aeon.co/essays/dolphin-therapy-doesn-t-work-for-the-child-or-
    the-animal.

2   http://www.pilot-whales.org/www/de/pdf/delfin_heilverhalten.pdf.

3   Stumpf, E. (2016): Konzepte und Wirksamkeit der Delfintherapien. Ein nar-
    rativer Review. Kindheit und Entwicklung, 25, 100–113.

4   Fiksdal, B. L., Houlihan, D. & Barnes, A. C. (2012): Dolphin-assisted therapy:
    Claims versus evidence. Autism Research and Treatment, 839792.

5   Nathanson, D. E. (2007): Reinforcement effectiveness of animatronic and
    real dolphins. Anthrozoös, 20, 181–194.

6   https://swfsc.noaa.gov/uploadedFiles/Divisions/PRD/Programs/Photo-
    grammetry/Marine_Mammal_Zoonoses_Final_Report-2.pdf.

07   农场动物开启的世界

1   Göhring, A. & Schneider-Rapp, J. (2017): Bauernhoftiere bewegen Kinder.
    Tiergestützte Therapie und Pädagogik mit Schaf, Kuh und Co. – ganz prak-
    tisch. Darmstadt: pala-verlag.

2   Stephan, I. & Drees, C. (2018): Farmtiere. In: Beetz, A., Riedel, M. & Wohl-
    farth, R. (Hrsg.): Tiergestützte Interventionen: Handbuch für die Aus- und
    Weiterbildung (S. 266–233). München: Ernst-Reinhardt Verlag.

3   Göhring, A. (2019): Bauernhoftiere bewegen Menschen. Nr. 1. Rulfin-
    gen: Förderverein Bauernhoftiere bewegen Menschen e. V., Online Res-
    source: https://www.bauernhoftiere-bewegen-menschen.de/app/down-
    load/7346374751/bbm-broschuere-1901.pdf?t=1567428977.

08 良好的动物疗愈的前提条件

1   Kuhlmann-Eberhart, I., Blaha, T. (2009): Codex Veterinarius der Tierärzt-
    lichen Vereinigung für Tierschutz e. V. (TVT). Ethische Leitsätze für tier-
    ärztliches Handeln zum Wohl und Schutz der Tiere. Bramsche: Tierärzte
    für den Tierschutz.

2   Tierärzte für den Tierschutz (AK 10) (2018): Tiere im sozialen Einsatz –
    Empfehlungen zur Gewährleistung des Tierschutzes. Bramsche: Tierärzt-
    liche Vereinigung für Tierschutz e. V. (TVT). Online Ressource: https://
    www.tierschutz-tvt.de/alle-merkblaetter-und-stellungnahmen/?no_
    cache=1&download=TVT-MB_131_TGI.allgemein11.2018.pdf&did=178.

3   https://www.svz.de/regionales/mecklenburg-vorpommern/junges-kitz-
    unter-alten-hasen-id20716257.html.

图书在版编目（CIP）数据

驴子医生和它的朋友们：动物如何疗愈人类 /（德）雷纳·沃尔法斯（Rainer Wohlfarth），（德）贝蒂娜·穆茨勒（Bettina Mutschler）著；乐竞文译 . -- 北京：社会科学文献出版社，2025. 1. -- ISBN 978-7-5228 -4423-7

Ⅰ . R749.055-49

中国国家版本馆 CIP 数据核字第 2024JM7890 号

驴子医生和它的朋友们：动物如何疗愈人类

著　　者 / ［德］雷纳·沃尔法斯（Rainer Wohlfarth）
　　　　　 ［德］贝蒂娜·穆茨勒（Bettina Mutschler）
译　　者 / 乐竞文

出 版 人 / 冀祥德
责任编辑 / 杨　轩　胡圣楠
文稿编辑 / 顾　萌
责任印制 / 王京美

出　　版 / 社会科学文献出版社（010）59367069
　　　　　 地址：北京市北三环中路甲29号院华龙大厦　邮编：100029
　　　　　 网址：www.ssap.com.cn
发　　行 / 社会科学文献出版社（010）59367028
印　　装 / 北京盛通印刷股份有限公司

规　　格 / 开　本：889mm×1194mm　1/32
　　　　　 印　张：8.75　字　数：182千字
版　　次 / 2025年1月第1版　2025年1月第1次印刷
书　　号 / ISBN 978-7-5228-4423-7
著作权合同
登 记 号 / 图字01-2023-2385号
定　　价 / 79. 00元

读者服务电话：4008918866